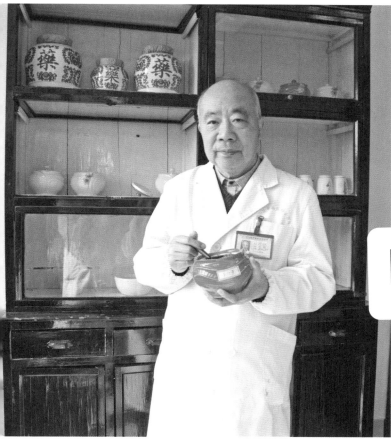

U0341723

首届"金山区名医"
徐小云

上海市金山区级非物质文化遗产
复方长皮膏制作技艺

上海市金山区人民政府公布
上海市金山区文化广播影视管理局
2012年5月

兹命名 徐小云 为金山区区级非物质文化遗产
代表性项目 复方长皮膏制作技艺

代表性传承人

上海市金山区文化广播影视管理局
2016年3月

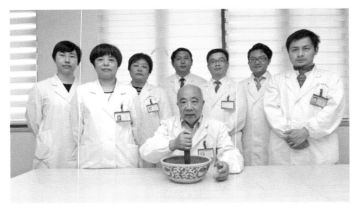

枫泾中医外科（上海市金
区中西医结合医院外一科
老中青三代

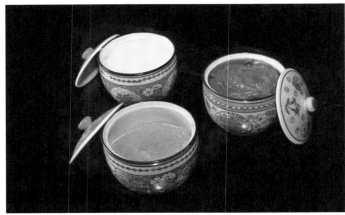

经典名方复方长皮膏等

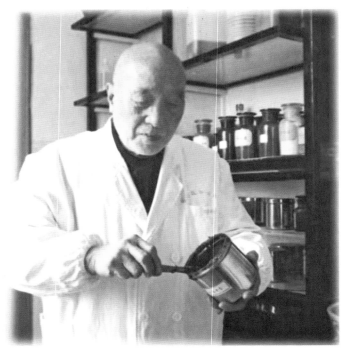

上海市金山区中西医结合
院中医外科创建人王彬容

经典名方和特色制剂

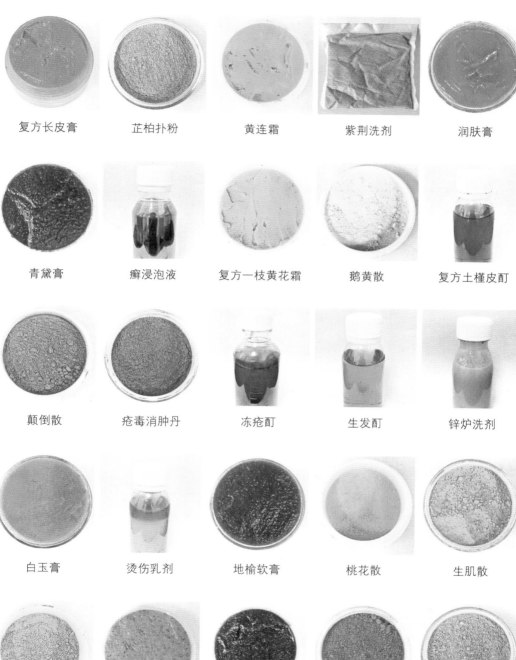

复方长皮膏　　芷柏扑粉　　黄连霜　　紫荆洗剂　　润肤膏

青黛膏　　癣浸泡液　　复方一枝黄花霜　　鹅黄散　　复方土槿皮酊

颠倒散　　疮毒消肿丹　　冻疮酊　　生发酊　　锌炉洗剂

白玉膏　　烫伤乳剂　　地榆软膏　　桃花散　　生肌散

三青散　　金箍消肿软膏　　黛军软膏　　耳疳散　　四虎散

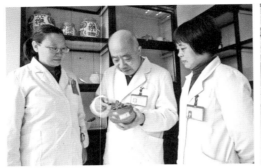
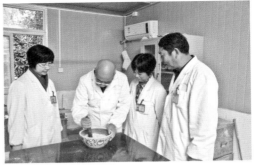

徐小云先生教导学生现场操作

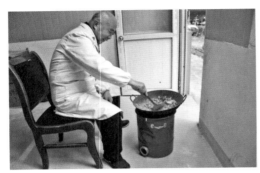

炒药

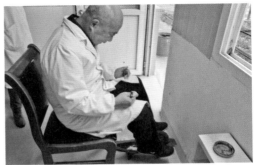

铁船碾药

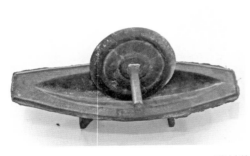
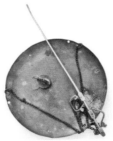
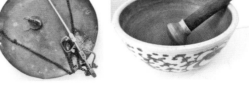

药材传统制作器具

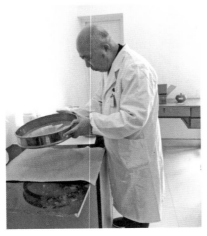

筛药

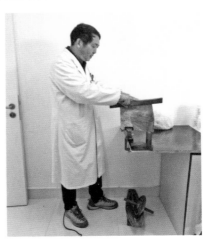

刨法取材

枫泾百年：中医外科验方验法集萃

顾　　问　徐小云　陈红根

主　　编　盛平卫　顾敏婕

执行主编　诸　婧　余　杨

上海科学技术出版社

图书在版编目（ＣＩＰ）数据

枫泾百年：中医外科验方验法集萃 / 盛平卫，顾敏婕主编. -- 上海：上海科学技术出版社，2023.1
ISBN 978-7-5478-5997-1

Ⅰ. ①枫… Ⅱ. ①盛… ②顾… Ⅲ. ①中医外科学－临床医学－经验－中国 Ⅳ. ①R26

中国版本图书馆CIP数据核字(2022)第208396号

枫泾百年：中医外科验方验法集萃

顾　　问　徐小云　陈红根
主　　编　盛平卫　顾敏婕
执行主编　诸　婧　余　杨

上海世纪出版(集团)有限公司
上海科学技术出版社　出版、发行
(上海市闵行区号景路 159 弄 A 座 9F－10F)
邮政编码 201101　　www.sstp.cn
江阴金马印刷有限公司印刷
开本 787×1092　1/16　印张 11.5　插页 2
字数 150 千字
2023 年 1 月第 1 版　2023 年 1 月第 1 次印刷
ISBN 978－7－5478－5997－1/R·2659
定价：58.00 元

本书如有缺页、错装或坏损等严重质量问题,请向印刷厂联系调换

【 内容提要 】

上海市金山区中西医结合医院中医外科由王彬容创立，传承历经五代，完善保存了老一辈的临床诊治经验，在治疗疮疡病、皮肤病方面特色鲜明，外用药保留了传统手工炮制，内治法注重辨证施治。现将中医外科历年来传承，经临床检验有良效的中药外用制剂、医案、经验方整理成书。

本书主要由三部分组成，上篇百年传承，中篇经典名方，下篇特色制剂。书中介绍了复方长皮膏传承制作的历史渊源，精选了逾20种中药外用制剂，将其配方及制备方法公之于众，详细列举了典型案例并加以分析。

本书可供中医外科临床工作者参考阅读。

【编写委员会】

【序 言】

　　五千年历史的中华民族世世代代繁衍生息，中医药的作用功不可没，为广大人民群众的身体健康做出了巨大贡献。传承名老中医的经验是发展中医的前提和基础。

　　多年来，国家有关部门非常重视名老中医经验的传承与创新工作，科技部自"十四五"规划始先后立项研究名老中医学术经验的整理与创新，国家中医药管理局成立了名老中医专家传承工作室。当前，国家尤其对中医药事业给予了高度重视和大力扶持，而在中医药发展如此大好的前景下，我们更应该努力发掘老一辈留下来的宝贵学术思想及临床经验，弘扬中医药的特色，更好地为人民服务！

　　上海市金山区中西医结合医院地处历史文化底蕴深厚的枫泾古镇，具有中西汇通的鲜明特色。中医外科是金山区中西医结合医院的品牌科室，其学术内涵丰富，历经五代人的传承，以内服中药结合特色中药外用制剂治疗疮疡病、皮肤病、乳腺病等，享誉金山及浙江等周边地区。

　　该院中医外科20世纪50年代由王彬容正式建立，首届"金山区名医"徐小云作为王彬容的首徒，继承发扬王老的学术经验与思想，长期从事临床实践，积累了丰富的临床经验，形成了独特的临证思辨体系，其中特色的临方调配中药外用制剂有数十种，广泛应用于中医外科多种疾病的治疗。尤以"复方长皮膏制作工艺"于2012年成功入选上海市金山区级非物质文化遗产目录。2019年完成了全国基层名老中医专家徐小云传承工作室建设项目。

　　为了更好地保留和传承老一辈的学术经验，上海市金山区中西医结合医院中医外科徐小云的弟子们及全国基层名老中医药专家徐小云传承工作室的全体人员将历年来临床应用的50余种中药外用制剂的配方、制备方法进行回顾、梳理、总结，选取目前临床应用良好的25种，并附加验案分析，编辑撰写成《枫泾百年：中医外科验方验法集萃》一书出版发行。本书对进一步继承发扬名老中医学术思想与经验、指导医师诊治、提高临床疗效、造福广大患者,具有积极的促进作用。我乐为其序,并衷心希望新书能使更多临床医师受益。

国家级非物质文化遗产"顾氏外科"第五代传人

李咏梅

2022 年 10 月

【前　言】

中医学源远流长，博大精深。中药外用制剂自中医学出现之时起，就是其中不可或缺的重要组成部分。早在商代《殷墟卜辞》中就有关于中药外用的文字记载。《周礼·天官》记载了疡医"掌肿疡溃疡金疡折疡之祝药"，其中的祝药即是敷药，属于中药外用制剂。《马王堆汉墓帛书·五十二病方》记载了利用动物脂肪混合中药治疗疾病。此后的《黄帝内经》《伤寒杂病论》等多部重要的中医经典著作中，都有关于中药外用制剂的相关记载。至清代吴师机的《理瀹骈文》，集清以前中医外治法之大成，对外治方药进行了系统的整理和理论探讨，主张"通内治之理，行外治之法"和"外治之理，即内治之理"，中药外治同样具有"调阴阳""和五脏""升清降浊"的功用。

古往今来，我们可以在浩如烟海的历代医学著作中，看到无数医家通过医论、医述、医案等各种形式展现中药外用制剂的杰出功效，并在临床实践中不断验证。这些中药外用制剂是凝聚着我们中华民族五千年心血与智慧的中医药瑰宝。

但近年来，由于对中医中药制剂的严格管控、有毒药品禁用、各类动植物药源的枯竭和限制，各家医院的中药外用制剂逐年减少，市售的外用药大多被西药代替，医院也越来越少配置外用药。王玉玺编著的《实用中医外科方剂大辞典》记录的各朝各代的中药外用制剂达千余首，2020 版《中华人民共和国药典》收录的中药外用制剂只有 81 种。差距之大，令人痛心疾首。很多以中医外治法闻名的中医流派、中医世家慢慢消失在历史的长河里。

幸运的是，在五代人的努力以及各级领导的支持之下，我们枫泾中医外科（现为上海市金山区中西医结合医院中医外科）得以一直保留和传承着传统特色，并在临床科研、学科建设上取得了可喜的成绩。

枫泾中医外科自陶翰芳创立起，后经陶苣生、王彬容、徐小云等第一、二、三代传承人的发展、完善，形成了辨性制药、辨证用药的特点。辨性制药是指将外用药根据中医辨证施治的理论，按中药性、味、功效相结合进行配方,用最传统的中药炮制方法进行制作,既保留了药物的特性,又发挥了中药的功效,起到了中医外用药物独特的作用。辨证用药是指中医外用药既可以消肿、散结、拔毒、提脓、祛腐,又能生肌、敛疮、收口,根据不同时期、不同部位、不同人群、不同剂型灵活应用,达到治疗的目的。

本书从枫泾中医外科五代人的临床实践中,总结、选取临床疗效确切,最能体现本科特色的外用制剂,以此为线索,结合验案举例、相关的科学研究等,希望能展现出本科百年传承的学术思想及治疗特色。

经过全科室成员的不懈努力,我们有幸能将这本《枫泾百年:中医外科验方验法集萃》整理成册,即将付梓,这是我们中医外科的一件幸事。本书的出版,得到了金山区专家工作站龙华医院专家团队的支持与指导,在此表示衷心的感谢! 由于编者水平有限,不足在所难免,恳切希望中医同仁和读者指正!

编写委员会

2022 年 10 月

【目　录】

下篇　特色制剂　造福百姓

目录

参考文献

上篇

百年传承　缘起枫泾

上海市金山区枫泾镇地处江南水乡腹地、吴根越角之隅,中医外科是金山区中西医结合医院的特色科室。该科传承五代,完善保存了老一辈的临床诊治经验,在治疗疮疡病、皮肤病方面特色鲜明,外用药保留了传统手工炮制,内治法注重辨证施治,成为沪上中医外科学的一颗"小行星",闪亮在上海市的西南大门。

一　五代人的路

1. 历史演变

清朝末年,枫泾镇商贸发达、民众富庶、交通便利、人口众多,镇上中医诊所林立,其中以中医外科、痔科、喉科最为突出。当时,陶翰芳在枫泾开业,创立陶氏外科祖业,形成枫泾中医外科雏形。至 1905 年,其子陶苣生继承家业,在枫泾俞家桥挂牌咽喉外科诊所悬壶济世。

1938 年,王彬容拜陶苣生为师,并于 1942 年在俞家桥 57 号家中开设外科诊所。1952 年,以王彬容为首的多家私人诊所合并成"大众联合诊所"。1958 年,成立枫围乡卫生院,王彬容任院长,他将祖屋及家传药品无偿贡献给卫生院使用,枫泾中医外科也在其带领下声名鹊起。

1987 年,由于枫泾中医外科在治疗疮疡病、皮肤病方面特色明显,经上海市卫生局批准,在枫围乡卫生院的基础上成立金山县中医外科专科医院,为上海市首家中医外科专科医院。1998 年,原枫泾医院与枫围乡卫生院(金山县中医外科专科医院)合并,医院更名为枫泾医院。自 2012 年起,国家提倡大力发展中医药,医院更名为金山区中西医结合医院,科室随之更名为外一科,持续至今。

2. 传承之路

枫泾中医外科第一代传承人陶芑生,1885 年出生于中医外科世家,少年时期跟随父亲陶翰芳(枫泾中医外科创始人)学习,后又拜浙江嘉善名医倪云桥为师,博采众长。他青年时已继承家传外科诊治要旨,独立开业。陶芑生的经验方有治骨痨的克痨丸、克疳膏,治瘰疾的纪雄散、治疔疮的回疔丹、治湿疹的蠲疮散、治咽部疾病的西瓜霜等。其中陶氏长皮膏可以治疗各种原因所致的皮肤溃疡,疗效显著,被后代传承至今。其著作有《外科临床总结》《喉科秘要》,后失传。

第二代传承人王彬容,拜入陶芑生师门后,对中医外科手术技法及丸、散、膏、丹、酊等各种外用药的炮制深入研学,传承创新,独树一帜。上世纪四五十年代,江南水乡卫生条件差,百姓田间劳作,患痈疽疔疮、老烂脚者众多,陶氏长皮膏虽治疗皮肤溃疡疗效显著,但对部分反复发作、经久不愈的皮肤溃疡疗效欠佳。王彬容考证了历代医书中的记载,同时结合临床需要,在陶氏长皮膏中增加大象皮一味药。临床使用发现,加入大象皮后的长皮膏可使创面肉芽形成和表皮愈合明显加快,此后将新制成的长皮膏命名为"复方长皮膏",沿用至今。

他用铁刨将大象皮刨成薄片,入铁锅与石膏同炒至微黄,共研细末,再加到其他中药中进行炮制,解决了如何将大象皮完整掺入膏药的难题。王彬容在治疗疮疡病方面,自创了外用制剂近 30 种,以及腱消方、癣浸泡方等经验方。

第三代传承人徐小云于 1957 年参加上海市第二届中医带徒班时师从王彬容,在继承王彬容经验的同时,根据疾病谱的变化进行创新,把复方长皮膏应用到指外伤、褥疮、糖尿病足、乳房肿瘤根治术后的皮肤溃疡等方面,取得了可喜效果。复方长皮膏临床研究课题获得金山区科委、上海市卫生局中医药科研基金资助,2000 年参加上海市中药科研成果老中医验方展示会,

2012年"复方长皮膏制作工艺"入选上海市金山区级非物质文化遗产目录。中医外科在徐小云的带领下先后获得了上海市卫生局领先专业特色项目，上海市规范中医科，金山区卫生局第一、二周期特色专科等荣誉。

第四代传承人有陈红根和张金华，第五代传承人有盛平卫、张喜军、诸婧、余杨等，他们在王彬容老先生和徐小云老师的指导下，坚持用中医特色治疗外科疾病，完成了金山区卫生局第一、二、四、五周期重点医学专科建设，完成国家级、市级和区级课题项目20余项，发表论文40余篇。2015年，医院成立徐小云传承工作室，盛平卫作为工作室负责人，带领继承人们在2018年完成"上海市基层名老中医专家传承研究工作室"建设项目，2019年完成"全国基层名老中医药专家传承工作室"建设项目，获"2015～2017年度上海市卫生计生系统先进集体"荣誉称号。

二 验方小史

枫泾中医外科自创始以来，遵循辨证施治原则，积累了诸多有效的外用经验方和外治法以治疗疮疡病和皮肤病。

1. 疮疡病验方验法

（1）外用经验方

科室传承治疗疮疡病的外用药多来自于王彬容经验方，传承人在此基础上根据疾病谱的变化，调整其组成，改进制作方法，使外用制剂发挥更好的疗效，造福更多的百姓。目前运用于临床的外用制剂有近20种。肿疡初期阳证有金黄消肿软膏、金箍消肿软膏，阴证有回阳玉龙膏、四虎消肿软膏，半阴半阳证有疮毒消肿丹；成脓期切开后有桃花散、红三厘、三青散、黛军软膏等；溃疡期肉芽生长缓慢有生肌散、无汞生肌散、复方长皮膏；肿块坚硬难消如结核者有阿魏膏。同时传承人经过数十年的临床应用，使用各种外用药膏时也不拘泥于原有的适应证，常对复杂创面选用2种或3种不同药性的药膏，按一定的比例进行调配外敷。如创面有新肉芽生长，但创周皮肤仍红肿疼痛者，用黛军软膏加复方长皮膏调匀外敷，起到清热排毒、生肌长肉兼行的作用。

（2）复方长皮膏

疮疡外用药中以复方长皮膏疗效最为突出，多名传承人以此为对象开展临床研究。肖东、张喜军等用复方长皮膏配合中药内服治疗糖尿病足 25 例，总有效率 100.0%。通过对创面的观察发现，治疗 2 周后，患肢疼痛明显减轻；治疗 3 周后，患处肤色改善，创面肉芽红润，四周或创面中间有新皮或皮岛渐生；治疗 25 天后，7 例患者创面愈合；治疗 37 天，11 例患者创面愈合；治疗 56 天，3 例患者创面愈合，4 例患者出现坏死末端趾骨脱落并于 3 个月后创面愈合。肖东、张金华等用复方长皮膏联合中药内服治疗各种原因引起的下肢慢性溃疡也获得满意疗效，总有效率达 95.2% 和 95.6%。说明复方长皮膏可改善创面微环境，加快肉芽生长，促进创面愈合。盛平卫依据复方长皮膏药物组成及其功效，认为复方长皮膏的临床运用完全符合中医外科学"提脓祛腐"和"煨脓长肉"的外治理论，提脓、煨脓两者"脓"的含义与西医创伤修复学理论有着千丝万缕的联系。

（3）外治法

在外治法方面，前辈们也留下了一些简捷有效的方法。以甲沟炎为例，早期局部用耳疔散药粉清热解毒、收湿敛疮；成脓期切开引流，沿一侧有脓的甲缘切开排脓，遇甲下有脓者，找到脓点进行局部甲下切开；嵌甲者仅修剪嵌入指甲，而非如西医行全甲拔除术。部分瘘管、窦道无法全程切开者，用药线、纱条引流或行垫棉缠缚法等。治疗Ⅰ度、浅Ⅱ度烧伤，提倡暴露疗法，用烫伤乳剂外涂创面；对深Ⅱ度、Ⅲ度以上烧伤，包括各种化学灼伤和烧伤感染创面，用贴敷疗法，先用地榆软膏或黛军软膏祛除坏死腐肉，再用复方长皮膏生肌长肉，修复创面。

2. 皮肤病验方验法

随着时代的变迁，现在疮疡病逐渐减少，皮肤病日渐增多，前辈及传承人们也与时俱进，在中药外用药方面也做了相应改变，以满足临床患者需要。

如治疗真菌性皮肤病用复方土槿皮酊、除湿浸泡方，湿疹急性期和亚急性期皮肤渗液红肿用芷柏扑粉、五黑散、紫荆洗剂、锌炉洗剂,湿疹慢性期用复方一枝黄花霜、润肤膏,夏季皮炎、皮肤瘙痒症用鹅黄散,斑秃、脂溢性脱发用生发酊,白癜风用补骨脂酊,等等。

盛平卫等归纳了徐小云老师运用除湿浸泡方外治足部皮肤病经验。除湿浸泡方是徐老师的经验方,擅治湿热蕴结证型的癣病、湿疹、淤积性皮炎、银屑病等皮肤病发生于足部时的病症。

三 工匠精神

1. 非物质文化遗产

2012年,"复方长皮膏制作工艺"入选金山区级非物质文化遗产目录。

复方长皮膏作为本科最具盛名的中药外用制剂,功效为祛腐生新,可以促进创面腐肉脱落,加速创口愈合,可用于下肢静脉曲张性溃疡、糖尿病足坏疽、外伤溃疡、各类疔疮痈疽溃后创面不愈、深Ⅱ度及Ⅲ度烧伤创面、冻疮溃疡、褥疮等多种原因引起的创面腐肉未脱、新肉未生或日久不能愈合。它能够显著缩短创面愈合时间,减少瘢痕形成,减轻愈合过程中的疼痛。

复方长皮膏的制作融合了中药的洗、浸、煎、刨、炒、研、煅、筛、炝等多种传统炮制技艺,是中药外用药制作的典型代表,自诞生之日起,就承载着枫泾中医外科数代人悬壶济世为苍生的赤子之心。百年间,经过枫泾中医外科数代传承人的努力,对配方及工艺不断优化,使得复方长皮膏可以从容应对新时代、新病种带来的不断挑战。第二代传承人王彬容遍寻典籍,在原陶氏长皮膏中增加一味"大象皮",可以加速创面新肉芽形成和表皮愈合,以满足人们对创面愈合速度不断提高的需求。

随着国家对于动物类药物管制愈加严格,大象皮的获取日益困难,第三、四代传承人提出使用黄明胶替代大象皮,并委托上海中医药大学动物中心进行了相应的急性毒性实验、皮肤刺激性实验、药理学实验等。实验中未出现急性毒性及皮肤刺激,黄明胶所制复方长皮膏也有不错的创面修复表现。

2. 徐小云传承工作室

2017年，上海市及全国基层名老中医专家徐小云传承工作室成立。

枫泾中医外科过往传承全赖手口相传，虽也有著书立说，但著作多已亡佚。徐小云作为枫泾中医外科第三代传承人，在继承第二代传承人王彬容经验的同时，顺应时代变迁，根据临床情况的变化，进行了创新与改进，延续了枫泾中医外科的荣耀。2016年，徐小云工作室入选上海市基层名老中医专家传承研究工作室，2017年入选全国基层名老中医药专家传承工作室。两个传承工作室的入选既体现了社会各界对枫泾中医外科的认可，又得以有机会总结归纳徐老的学术思想与临床经验，从中窥得枫泾中医外科的精髓。工作室以门诊跟师侍诊、学术讲座、小讲课、下乡巡诊等形式，记录下徐老辨证分析、遣方用药、临证化裁的临床诊疗过程，总结、整理、归纳出徐老的学术思想精华和临床思辨特点。结合徐老的临床经验和学术思想，对带状疱疹等重点病种加强研究，形成诊疗方案，推广应用于临床。在此过程中，两个工作室共培养了6个医疗单位10余位继承人，整理完成徐老经验集——《外科临证心悟——徐小云中医外科临证验案精华》。此后，更是在此基础上，与两家社区卫生服务中心合作成立了"金山区带状疱疹中医专病联盟"，将枫泾中医外科特色——带状疱疹诊疗方案推广至基层社区，造福更多的患者。

3. 传承与发展

枫泾中医外科的中药外用制剂历经五代人的传承，并根据疾病谱的演变、临床需求，不断完善配方组成、制备方法，简化处方，增加新的制剂品种，拓展适应证。在当今中医药治疗方法愈加受到重视的大环境下，中药外用制剂有了良好的发展前景，在整理总结前辈的制剂制作及临床应用的经验后，将进一步深层次开展科学研究，探索其作用机理、安全性、有效性、制剂稳定性等，提升其疗效，更好地为患者服务。

中篇

经典名方　复方长皮膏

一　历史渊源

复方长皮膏由《外科正宗》生肌玉红膏和《医方易简》生肌八宝丹化裁而来，为科室经验方。生肌玉红膏功能活血祛腐，解毒镇痛，润肤生肌；主治痈疽疮疡溃烂，腐肉不脱，新肌难生者。生肌八宝丹，主治疮毒脓腐已尽者。笔者医院的中医外科创始人王彬容老先生在继承了先师陶芑生制作的陶氏长皮膏基础上，进一步充实了长皮膏的配方。他考证了历代医书中的记载，同时结合临床需要，在陶氏长皮膏中增加大象皮一味药。临床使用发现，加入大象皮后的长皮膏可使创面肉芽形成和表皮愈合明显加快，此后将新制成的长皮膏命名为"复方长皮膏"，沿用至今。制法上，创新用铁刨将大象皮刨成薄片，入铁锅与石膏同炒至微黄，共研细末，再加到其他中药中进行炮制，解决了将大象皮完整掺入膏药的难题。徐小云老师作为复方长皮膏的传承人，不仅保存了王彬容老先生的治疗特色，还将其发扬光大，在 2012 年上海市金山区将"复方长皮膏制作技艺"选入第三批金山区级非物质文化遗产目录。

二　临床运用

1. 处方组成

广丹 3.6 g、煅石膏 12 g、大象皮 4.8 g、飞月石 12 g、冰片 0.4 g、密陀僧

2.4 g、当归 24 g、紫草 18 g、西占 24 g、麻油 300 g、蜂蜡 80 g、凡士林 1 000 g。

2. 制备工艺

（1）将大象皮刨片加入煅石膏一起炒至微黄，加入飞月石、冰片、密陀僧、广丹研磨过 80 目筛，备用。

（2）当归、紫草投入麻油浸 48 小时，用文火煎至当归焦黄，滤出药油备用。

（3）把蜂蜡、西占放进凡士林中，熔化成液体。

（4）将煎好的药油及备用药粉投入已熔化的凡士林等液体中，拌和均匀，冷却即得。

（5）装入器物中避光避热保存备用。

3. 制作注意事项

（1）当归、紫草需充分浸没于油剂中，浸泡期间不定时搅拌一下。

（2）浸泡时间需 72 小时以上，才能使当归、紫草的有效成分充分析出到油中，但不宜超过 7 天。

（3）煎药时注意油温变化，当归片不可煎成黑焦色，不然药膏会有糊焦味，影响感官及疗效。

（4）此药为油煎剂，温度较高，制作过程中小心烫伤。

（5）本药膏为油膏，高温下易融化，故不宜暴晒，宜放置在阴凉处或冰箱中冷藏。

4. 作用与用途

复方长皮膏具有祛腐生新的作用，适用于各种感染创面，如慢性下肢溃疡、外伤、外伤感染、褥疮后期（新肉已现）、糖尿病足、手术切口液化或感染不愈者及各种原因引起的皮肤窦道等慢性难愈性创面。

5. 使用方法

（1）将软膏均匀地平摊于绵纸上，薄薄一层，厚约 1 mm，或均匀地平摊在纱布上,较前者稍厚点,约 2 mm(因纱布本身吸收部分油膏),备用。

（2）创面用无菌生理盐水清洁干净,将摊好的备用药膏敷于创面上,再用干净纱布覆盖在外面,包扎固定,每日 1 次。

（3）如果创面渗液较多,湿透外敷的纱布,可以每日换药 2 次。

（4）有窦道的创面,可以清洁创面后,将药膏裹于药线上引流。如创面有稍大空腔形成,可以将药膏涂于纱条上进行填塞引流,外面再贴敷一层复方长皮膏,每日 1 次。

6. 注意事项

（1）根据不同形态的创面,复方长皮膏的换药方式也要相应改变,但创面必须要充分接触到药膏。

（2）对本品任何成分有过敏者,如创面四周皮肤出现皮疹、瘙痒、水疱等,即刻停用本药。

7. 方义

复方长皮膏中运用了广丹,别名黄丹、朱丹、红丹、铅黄、丹粉等,为纯铅经加工制造而成的四氧化三铅(Pb_3O_4),具有提脓、拔毒、祛腐、生肌的功效;密陀僧外用祛腐解毒,主要含氧化铅(PbO),上两味药均为现代提脓祛腐要药,但因有毒性,主要外用于皮肤,且剂量较小。煅石膏收湿、生肌、敛疮、止血,能促进成纤维细胞和毛细血管的形成,加快肉芽组织增生,从而促进皮肤创面的愈合。有报告密陀僧与石膏配液后,其液体在体外可显著增强肺泡巨噬细胞的吞噬能力,能促进巨噬细胞的成熟,预防创面感染,促进愈合伤口。大象皮粉清热长皮,有促使肉芽组织和上皮细胞生长的功效,为生肌长肉收口第一要药。《本草纲目》言:"皮主治下疳,烧灰和油敷之。又治金疮不合。"

研究认为大象皮含有 Al、Mg、Ca、Cu、Fe、Zn 等多种微量元素,可以改善创面局部微环境,对创面愈合有促进作用。当归、紫草具有活血祛瘀、生肌润肤、抗过敏的作用,可促进纤维细胞的增殖、创面肉芽的形成,在创面愈合中起到重要作用。同时,研究表明当归可以改善血液循环。冰片开窍止痛、清热消肿,可促进药物透过皮肤黏膜,提高其他药物的血药浓度,其本身还有抑菌抗炎的作用,可控制创面感染,促进愈合;西占、飞月石具有消毒防腐的作用,蜂蜡、麻油等有解毒、生肌、定痛的功效,可促使肉芽组织和上皮细胞生长。组合诸药,复方长皮膏既可用于腐肉未脱尽之时,也可用于生肌长肉收口期。

三 验案举例

1. 糖尿病足

孙某,男,84 岁。

初诊:2021 年 4 月 11 日。

主诉:左足第 2 趾皮肤溃烂 1 月余。

现病史:患者有糖尿病 20 年,近 3 年来血糖控制不稳定,时高时低。近 3 个月来左足出现肿胀冷痛,以第 2 趾为明显,夜间加剧,遇热好转,症状日渐加重,时有麻木感。于上个月发现左足第 2 趾皮肤变黑,继之溃烂,疼痛加剧,以夜间为甚。

既往史:有冠心病及糖尿病史,长期服药(具体不详),血糖控制欠佳。否认有其他疾病史。

过敏史:否认有药物或者食物过敏史。

刻下:患者左足第 2 趾肿胀疼痛,皮肤出现溃烂,疼痛加剧,以夜间为甚。二便正常,饮食一般,睡眠可。

专检:左足第 2 趾肿胀,局部按之有压痛,肤色紫暗,见皮肤溃烂,约 1 cm×1.2 cm,伴渗液及腐肉,肤温下降,足背动脉搏动减弱明显。

舌脉:舌质红,边有瘀点,苔薄白,脉缓。

中医诊断:脱疽·气血瘀阻证。

西医诊断:糖尿病足。

治法:温阳补气,行气活血通络。

【内治】

方药:补阳还五汤合金铃子散加减。

当归 9 g	桂枝 6 g	党参 10 g	忍冬藤 30 g
炒白芍 10 g	延胡索 6 g	炒白术 10 g	连翘 10 g
赤芍 10 g	川楝子 10 g	茯苓 10 g	焦六曲 15 g
生黄芪 10 g	莪术 10 g	炙甘草 3 g	

×14 剂,每日 1 剂,水煎服

外治

复方长皮膏,外敷包扎,每日 1 次。

二诊:2021 年 4 月 25 日。

主诉:患者自诉服药后左足第 2 趾皮肤溃烂好转,疼痛仍有,夜间已能安睡,纳食可,二便正常。

专检:左足第 2 趾肿胀仍有,局部按之有压痛,溃口缩小,约 0.6 cm×0.8 cm,渗液减少,腐肉脱尽,有新鲜肉芽生长,肤温较前有好转,足背动脉搏动较前有力。

舌脉:舌质红,边有瘀点,苔薄白,脉缓。

中医诊断:脱疽·气血瘀阻证。

西医诊断:糖尿病足。

治法:温阳补气,行气活血通络。

内治

方药:补阳还五汤合金铃子散加减。

当归 9 g	炙黄芪 10 g	炒白术 10 g	连翘 10 g
炒白芍 10 g	延胡索 6 g	茯苓 10 g	黄柏 6 g
赤芍 10 g	川楝子 10 g	炙甘草 3 g	苍术 6 g
川芎 5 g	党参 10 g	忍冬藤 30 g	焦六曲 15 g
桂枝 6 g			

×14 剂,每日 1 剂,水煎服。

外治

复方长皮膏,外敷包扎,每日 1 次。

按语：糖尿病易并发慢性血管病变及神经病变。在此基础上，如出现机械性损伤，继发感染时易导致糖尿病足。西医治疗上以抗感染、降血糖、扩血管、降低血液黏滞度等为基础，同时加强创面处理，改善足部血运。控制血糖是治疗本病的基础，选用敏感抗生素控制感染是治疗本病的关键。

糖尿病足属中医学"消渴""脱疽"范畴，《医宗金鉴》曰："未发疽之先，烦渴发热，颇类消渴，日久始发此患"。据临床观察，本病主要是气阴两虚、血脉瘀滞、肢端失养、外感湿热所致，故病原多为素体阴虚、饮食不节、情志失调、劳欲过度。其病理特点为阴虚燥热，阴虚为本，燥热为标。病情初期热毒炽盛，迁延日久伤津耗气，则出现气阴两虚、脉络瘀阻等病理变化。针对其病理特点，治疗上以益气养阴、活血通络为原则，以足部创面中药换药为主。

治疗用药多采用清热解毒、益气养阴、活血化瘀之品。其中忍冬藤、连翘、蒲公英、紫花地丁清热解毒、抗感染；生地、玄参、花粉、石斛甘寒滋阴清热；黄芪、党参益气、托毒生肌；当归、丹参、牛膝、红花活血化瘀。据现代药理研究，生地、玄参、花粉、黄芪均有降血糖作用，黄芪有双向调节血糖作用；当归、丹参活血化瘀，对改善血液循环、促进伤口愈合有较好作用；地龙具有通络之性；牛膝活血，性善下行，且补肝肾，有助于下肢伤口愈合。由于瘀血阻络、肢端失养是造成糖尿病足的重要因素，因此活血化瘀法贯穿于治疗的整个过程中，无论哪一型均可配合使用活血化瘀药。创面的处理、外用药的合理使用也是治疗的关键。

复方长皮膏是医院外用制剂，有祛腐生新的功效。桃花散拔毒祛腐为主，生肌散活血散结、敛疮生肌为主。当有窦道或空腔形成时，膏剂不易将药物完全用到患处，而用散剂做成药捻插入其中，能使药物更完全地直达病所，发挥药效。同时，在换药过程中，可见创面中出现灰白色点状区，此为肉芽组织生长和新生的上皮组织形成的小"皮岛"，应小心保护；若坏死组织较大，不易腐脱，宜用剪刀剪除，以缩短疗程；临床观察创面分泌物越多，腐脓组织脱落越快，溃疡面越清洁，肉芽及边缘的上皮生长越快，从而加速创面愈合；创面分泌物明显增多时，保留创面带有黏性的分泌物，其含有溶菌酶、巨噬细胞和多种氨基酸，它们具有抗感染和促进上皮生长的作用，符合中医学"煨脓长肉"的传统理论。同时，抬高患肢，用医用弹力绷带包扎，可消除局部瘀血,促使水肿消退,对加速创面迅速愈合有重要辅助作用。糖尿病足治疗比较棘手,单纯用西药或中药治疗效果均不甚满意。走中西医结合之路,用西药尽快控制血糖、控制感染,用中药通过辨证论治,从整体调节患病机体,可达到治病求本的目的。

2. 指外伤

陈某,女,42 岁。

初诊:2021 年 10 月 12 日。

主诉:左中指外伤 3 小时。

现病史:患者是机床厂工人,于 3 小时前在工作中不慎受伤,左中指末半节被机器切伤脱落,出现创面出血、疼痛难忍。患者立刻将切下的半节手指压在断处,来我院门诊。

既往史:平素体健,无高血压病、糖尿病等慢性疾病史。

过敏史:无药物及食物过敏史。

刻下:患者神情紧张,患肢肿胀,疼痛剧烈,伤口渗血明显。

专检:神志清楚,对答切题,左手中指肿胀,末节 1/2 缺损,有活动性出血、量少,部分指骨暴露,创面有油污,脱落的 1/2 节截断面尚完整。

舌脉:舌淡红,苔薄,脉细数。

中医诊断:指外伤・气血瘀阻证。

西医诊断:左中指外伤。

治法:养血活血,通络止痛,兼以清热消肿。

🔲 内治

(1)方药:四物汤加减。

当归 9 g	牡丹皮 10 g	连翘 10 g	薏苡仁 15 g
川芎 5 g	桑枝 15 g	忍冬藤 30 g	甘草 6 g
赤芍 12 g	黄芪 15 g	蒲公英 15 g	

×7 剂,每日 1 剂,水煎服。

(2)破伤风免疫球蛋白 1 500 U,皮试阴性后,肌内注射。

外治

在结扎止血的情况下给予生理盐水冲洗伤口，尽量将创面冲洗干净，将脱落的1/2节手指予以缝合。每针缝合间隙较平素缝合要宽，因为有菌创面，缝合过密不利于渗液引流，可能继发感染。缝合后外敷复方长皮膏，拆去压脉带，无明显出血现象，给予包扎。

二诊：2021年10月19日。

主诉：左中指伤口肿胀疼痛好转，未见出血。

专检：左中指创面有少许渗液，色清淡质黏有丝，四周肿胀仍有，轻压痛。

舌脉：舌淡红，苔薄，脉濡。

中医诊断：指外伤·气血瘀阻证。

西医诊断：左中指外伤。

治法：扶正托毒，活血通络。

内治

方药：当归补血汤加味。

当归9 g	赤芍10 g	忍冬藤30 g	薏苡仁15 g
黄芪30 g	桑枝15 g	皂角刺15 g	甘草6 g
川芎5 g	连翘10 g		

×7剂，每日1剂，水煎服。

外治

每日复方长皮膏换药，其间关注断指血供，未见皮肤坏死，创面渗液日渐减少。待2周后拆线，伤口基本愈合，疼痛已缓解。

3个月后随访，已有指甲长出，但仍有患指末端感觉麻木，较前好转，天冷时稍有刺痛感。

按语：外伤易伤正气，日久经脉瘀滞加重，故内服中药以补气血为主，用四物汤补血活血,黄芪补气托毒;外伤易致湿热毒邪自创面侵入机体,故用桑枝、连翘、忍冬藤、皂角刺、薏苡仁清热利湿。其中桑枝擅走上肢,为引经药,忍冬藤兼有通络之用,引四物、黄芪等所补之血入经络,以促进创面愈合。甘草性甘,甘者补也,协助四物、黄芪补气血,同时调和诸药。

复方长皮膏具有祛腐生新的作用,其含有的广丹、冰片、飞月石,具有抗感染作用;当归、紫草具有活血祛瘀、生肌润肤、抗过敏及促使缺损组织肉芽增生和修复的作用;密陀僧、大象皮、西占等有促使肉芽组织和上皮细胞生长的功效。另外,在换药过程中注意保留创面带黏性的分泌物,其含有溶菌酶、巨噬细胞和多种氨基酸,具有抗感染和促进上皮生长的功效,符合中医学"煨脓长肉"的理论。

复方长皮膏还可用于一般性外伤伤口,先用布胶布牵引皮肤压迫止血。布胶布有一定的弹性,不会导致局部创面缺血缺氧。然后外敷复方长皮膏促进创面愈合。临床应用 20 余年,发现有以下优点:可减少患者缝合时的痛苦;不影响创面愈合时间;外敷油膏后,创面渗液较多,降低了创面的张力,减轻了痛苦,且形成湿性创面,降低了感染的可能性。该法简便易行,无须严格遵守无菌操作,并尽可能地保留残指,降低残疾的发生率。

注意事项:若中段手指受伤,医用布胶布不宜横行缠绕,以保证患指的血供正常,不致坏死。对创面已脱落的部分皮肤不应丢失,仍应按原样用胶布固定,既可起到压迫止血的作用,又使掉落的部分皮瓣尽可能地与肢体结合在一起。

3. 慢性下肢溃疡

王某,女,80 岁。

初诊:2021 年 1 月 23 日。

主诉:双下肢青筋迂曲 20 余年伴右小腿溃破不敛 3 月。

现病史:患者原有"双下肢静脉曲张史"20 余年,小腿皮肤逐渐出现瘀黑伴瘙痒,已有 10 余年。3 个月前因皮肤瘙痒,搔抓后出现右小腿皮肤溃破。初起未引起重视,后创面迅速扩大伴疼痛明显,先后至多家医院诊治,予静滴抗生素、换药等治疗后无明显好转,遂慕名前来诊治。

既往史：有高血压病史。否认有其他慢性疾病史。

过敏史：否认有药物或者食物过敏史。

刻下：患者右小腿皮肤溃破不敛伴疼痛较剧，久站后疼痛加剧，肿胀明显，身热平，神疲乏力，晨起口苦，上半夜疼痛剧，影响睡眠，下半夜好转，大便偏干。

专检：右小腿中下段内侧见一大小约 6 cm×5 cm 不规则创面，创内肉色暗淡不鲜，黄白色腐肉附着，脓水稀薄较多，创周皮肤暗红，瘀滞僵肿，肤温高，创面触痛明显；双小腿浅静脉显露迂曲，可扪及索条状结节，中段以下皮肤瘀黑，肿胀轻度。

舌脉：舌质暗红，有瘀斑，苔黄腻，脉濡。

中医诊断：臁疮·正气亏虚，湿热瘀阻证。

西医诊断：慢性下肢溃疡。

治法：清热利湿，和营通络，健脾补气。

🔹 内治 🔹

方药：自拟方。

黄柏 6 g	忍冬藤 15 g	生黄芪 10 g	炒白术 10 g
苍术 6 g	蒲公英 15 g	太子参 10 g	枳壳 6 g
茯苓 10 g	丹参 15 g	炒白芍 10 g	焦六曲 15 g
茯苓皮 15 g	桂枝 6 g		

×14 剂，每日 1 剂，水煎分服。

🔹 外治 🔹

桃花散少许撒在创面上，再外敷复方长皮膏，纱布包扎，每日 1 次。

纱布包扎后，日间用弹力绷带缠缚患处和整个小腿，促进静脉血回流，夜间解开防止血流不畅。

二诊：2021 年 2 月 6 日。

主诉：右小腿皮肤溃口已缩小，疼痛明显好转，已不影响夜间睡眠，晨起口苦缓解，胃纳好转，大便通畅。

专检:右小腿中下段内侧见一大小约 3 cm×2 cm 不规则创面,创内肉色鲜红,腐肉已脱,脓水稀少,创周皮肤暗红,瘀滞僵肿好转,肤温正常,创面触痛不明显。

舌脉:舌质暗红,边有瘀斑,苔薄黄腻,脉濡。

中医诊断:臁疮·正气亏虚,湿热瘀阻证。

西医诊断:慢性下肢溃疡。

治法:健脾补气,和营通络,清热利湿。

▣ 内治

方药:自拟方。

生黄芪 20 g	黄柏 6 g	忍冬藤 15 g	川芎 5 g
太子参 10 g	苍术 6 g	草河车 10 g	桂枝 6 g
炒白芍 10 g	云茯苓 10 g	丹参 15 g	焦六曲 15 g
炒白术 10 g	茯苓皮 15 g		

×14 剂,每日 1 剂,水煎分服。

▣ 外治

复方长皮膏外敷,每日 1 次。

日间用弹力绷带缠缚患处和整个小腿,夜间解开。

三诊:2021 年 2 月 20 日。

主诉:右小腿皮肤溃口已愈,无明显疼痛,下肢局部皮肤瘀黑仍有。

专检:右小腿中下段创面已结痂干燥,局部无红肿压痛。创周皮肤暗红,瘀滞僵肿缓解,肤温正常。双小腿浅静脉显露迂曲,未扪及索条状结节,中段以下皮肤瘀黑,肿胀轻度。

舌脉:舌质暗红,苔薄腻,脉濡。

中医诊断:臁疮·正气亏虚,湿热瘀阻证。

西医诊断:慢性下肢溃疡。

治法:扶正托毒,和营通络,生肌敛疮。

内治

方药：自拟方。

生黄芪 10 g	茯苓皮 15 g	紫花地丁 15 g	赤芍 10 g
太子参 10 g	忍冬藤 15 g	当归 6 g	炒白芍 10 g
茯苓 10 g	连翘 10 g	桂枝 6 g	陈皮 6 g
炒白术 10 g			

×14 剂,每日 1 剂,水煎分服。

外治

干净纱布外敷保护愈合创面。

按语：慢性下肢溃疡是外科临床常见病、多发病,属中医学"溃疡""臁疮""顽疮"范畴。臁疮患者多为年老体弱者,多患下肢静脉曲张多年,因其反复发作,长期不愈,愈后又极易复发,少数有癌变可能。

慢性下肢溃疡创面的修复已成为创面修复中的重大问题之一。徐小云老师经过数十年的临证经验,提出慢性下肢溃疡是虚瘀为本,湿为标。因此,"虚""瘀""湿"是慢性下肢溃疡难以愈合的关键环节,以"补""通""清"为要。治疗当以扶正补虚、活血化瘀、清热利湿为大法。自拟"下肢溃疡方"(生黄芪、茯苓、生白芍、炒白术、赤芍、川芎、桂枝、丹参、茯苓皮、忍冬藤、黄柏、苍术)加减以健脾益气、活血化瘀、清热利湿,共治"虚""瘀""湿"三邪。

《素问遗篇·刺法论》云"正气存内,邪不可干",故此时宜避免过度使用寒凉药物,当注重补益气血,而脾脏为后天之本,气血生化之源,故多选用生黄芪、生白术、茯苓、生白芍健脾补气。久治不愈的慢性患者需对瘀证加以重视,臁疮者,青筋暴露,皮肤紫暗,血行不畅,留于脉络,发为瘀血;病久耗伤气血,气为血之帅,气虚则血行无力,发为虚瘀。故在活血化瘀的大法之外,更要辨别其虚实,在丹参、川芎、赤芍、桂枝等活血化瘀同时,加以补气、清热、利湿之品。臁疮处于下肢远端,发于下部,属湿邪积聚,郁久化热,而致皮肤红肿溃烂,故在疾病发展阶段需要加用燥湿、利湿之品,多用黄柏、苍术、茯苓皮、忍冬藤、茯苓等清利下焦之湿热。

下肢溃疡方从"虚""瘀""湿"三方面兼顾治疗慢性下肢溃疡,在药物剂量方面随病情发展随证加减,因慢性下肢溃疡在发病期间"虚""瘀""湿"三因常夹杂出现,此长彼消,故自拟此方,随证加减,侧重不同。皮肤溃烂处外用复方长皮膏,祛瘀生肌;皮肤溃烂腐肉多,加用桃花散拔毒生肌。

《医学源流》云:"外科之法,最重外治。"外治不但可以配合内治以提高疗效,而且其运用需与内治一样,要进行辨证施治。下肢慢性溃疡腐肉未脱,局部组织变黑、坏死、结痂、坏死组织难以脱落时,采用三青散或桃花散撒粉,予拔毒祛腐,外用复方长皮膏外敷。待坏死组织松动,与正常组织分离之时,采用中医学独特的蚕食疗法剪除坏死组织,尽量减少创面损伤,缩短腐肉脱落时间。待创面腐肉脱落,新肉见长时,采用生肌散生肌敛疮,外敷复方长皮膏换药,直至创面愈合。外用药物不但有清洁创面、消肿止痛作用,还可改善局部血液循环,促进局部新陈代谢,使腐肉易脱,新肉易生,从而促进创面愈合,对创口晦暗、肉芽组织不鲜者,外用效果更显著。

另外,慢性下肢溃疡临床护理至关重要,如伴有下肢静脉曲张,宜抬高患肢,促使下肢血液回流,创面愈合后如条件允许,应施静脉曲张高位结扎、分段剥离术,预防溃疡复发。如下肢皮肤有慢性湿疹,应及早治疗,防止因搔抓溃破,引起慢性溃疡;如患者伴有糖尿病,应积极治疗和控制血糖,控制饮食,促使创面早日愈合。

四 科学研究

徐小云老师作为复方长皮膏的传承人,在他的带领下,科室成员对复方长皮膏在治疗糖尿病足、下肢溃疡、乳房岩性溃疡、手外伤等疾病进行临床研究,疗效满意。

盛平卫等对复方长皮膏的临床研究及提脓祛腐与煨脓长肉理论依据进行阐述。提脓祛腐与煨脓长肉是中医外科疮疡病外治中独有的方法,历史悠久,疗效确定,与现代的创伤修复学理论有关联,还可以解决西医外治法中无法突破的难题;是中医外科学对不同发展阶段的创面所制订的治疗原

则,也是中医辨证论治理论的体现。提脓、煨脓两者都有"脓",但其中"脓液"的性质区别较大,前者的脓液以组织腐败之物为主,色暗黄稠厚,臭腐难闻,需将其去除,排出体外;后者的脓液多为淡黄色明净质黏分泌物,无味,覆盖于创面,有利于创面肉芽生长,促进创面愈合。复方长皮膏的药物组成及其临床实际运用,和它所体现出来的临床疗效,均与中医外科外治方法中的提脓祛腐和煨脓长肉理论相吻合。

1. 糖尿病足的临床研究

张喜军等在 2000～2005 年期间运用补阳还五汤加味结合复方长皮膏治疗气虚血瘀型糖尿病足 25 例并进行临床观察。研究采用补阳还五汤加味(生黄芪 20 g,当归 10 g,赤芍 10 g,生地 20 g,桃仁 10 g,红花 10 g,忍冬藤 30 g,怀牛膝 15 g,川芎 5 g,地龙 10 g,鸡血藤 20 g)配合复方长皮膏治疗糖尿病足,定时复查血糖,必要时给予胰岛素控制血糖。结果提示:治疗 2 周后,患肢疼痛明显减轻;3 周后,患肢肤色改善,创面红润,肉芽鲜活;4 周新皮渐生;25 天创面愈合 7 例;37 天创面愈合 11 例;56 天创面愈合 3 例;剩余 4 例趾骨脱落;3 个月后,25 例溃疡均愈合。

肖东于 2011 年在《中医临床研究》杂志发表的《辨证分型内服外敷联合西药治疗糖尿病足 28 例》,将糖尿病足分为热毒炽盛型和气阴两虚型。热毒炽盛型多见于病情初期,患足破溃、局部红肿热痛等阳热症状明显者;治以养阴清热解毒、活血化瘀,方用四妙勇安汤加味(忍冬藤、蒲公英、紫花地丁各 30 g,连翘 10 g,当归、生地、玄参、天花粉、丹参、牛膝各 15 g,生甘草 10 g)。气阴两虚型多见于病情中、后期,正虚邪恋,阳热症状渐消,患足久不收口、局部皮色黯红或青紫、皮肤温度降低者;治以益气养血、清热养阴、活血化瘀,方用补阳还五汤加减(黄芪 45 g,地龙 10 g,红花 10 g,玄参 20 g,石斛 15 g,党参 15 g,当归 15 g,生地 15 g,川芎 6 g,忍冬藤 30 g,丹参 30 g,牛膝 15 g,鸡血藤 30 g,生甘草 5 g)。外用药主要根据伤口破损程度及患足局部皮温、颜色等情况,施以不同的药物。若破损较深、坏死组织较厚,甚则肌腱、骨质外露者,应在伤口表面腐肉处薄薄撒一层桃花散,再在上方敷一层复方长皮膏,以促进坏死组织脱落、新生肉芽生长。若破损相对较浅,或经用桃花散后坏死组织基本脱落，破损创面上肉芽较新鲜时，改在伤口表面撒一层生肌散，再在上方敷复方长皮膏，以加速新生肉芽生长、创面愈合。若有窦道或空腔形成者，要用桃花散或生肌散做成药捻插入其中，使药物能更完全地直达病所发挥药效。西医治疗，根据患者的不同情况，选择敏感的降糖药物，严重的可用胰岛素，使血糖控制在理想水平。合并感染者，根据细菌种类或药敏试验结果，选用抗生素治疗，以尽快控制感染。另外，可配合一些抗凝、抗栓等药物促进侧支循环建立，以改善患肢缺血状态。结果显示临床治愈 19 例，好转 7 例，总有效率 92.8%。无效 2 例，均为高龄患者，伴下肢动脉闭塞、血糖控制不理想。

2. 慢性下肢溃疡的临床研究

肖东对 2000 年 1 月～2006 年 12 月间运用补阳还五汤加味结合复方长皮膏治疗的 125 例慢性下肢溃疡进行临床研究。内服补阳还五汤加味（生黄芪 30 g，当归 10 g，赤芍 15 g，生地 30 g，桃仁 10 g，红花 10 g，忍冬藤 30 g，怀牛膝 15 g，川芎 5 g，地龙 10 g，鸡血藤 30 g）。外治：创面常规消毒后，对坏死部分做清创处理，去除坏死部分，外敷复方长皮膏，每日 1 次。换药时先用消毒干棉球吸净溃疡面上的脓性分泌物，生理盐水冲洗伤口，将复方长皮膏均匀涂在消毒纱布上，厚约 2 mm，贴敷患处。脓性分泌物渗出物多时，每日 2 次。伴见下肢静脉曲张者，注意纱布松紧要均匀适度，切忌上紧下松。结果显示临床痊愈 78 例，溃疡面完全愈合，留有色素沉着或瘢痕，占 62.40%；显效 36 例，溃疡面缩小 1/2 以上，创面肉芽组织鲜红且无渗出，占 28.80%；有效 5 例，占 4.00%；无效 6 例，溃疡面未见缩小或有扩大，占 4.80%，总有效率 95.20%。

张金华等对中药内服合自制制剂外敷治疗臁疮进行临床研究。将 55 例患者随机分为对照组 25 例与治疗组 30 例。对照组创面腐肉未脱、组织坏死，取适量桃花散撒粉，复方长皮膏涂于绵纸上外敷患处；待坏死组织松动，与正常组织分离之时，采用中医独特的蚕食疗法剪除坏死组织；腐肉脱落，创面新肉见长，予生肌散适量撒粉，复方长皮膏每日 1 次换药；内服敏感抗生素。治疗组在对照组的基础上根据辨证分型，每日 1 剂中药分 2 次内服。如湿热瘀滞证用三妙丸加减(川柏、苍术各 10 g,怀牛膝、蒲公英、紫花地丁、丹参、泽泻、土茯苓各 15 g,当归、赤芍各 10 g,生薏苡仁 20 g,生甘草 5 g);气滞血瘀证用补阳还五汤加减(黄芪 30 g,赤芍、炒桃仁、红花各 10 g,地龙干 3 g,川芎 8 g,怀牛膝、当归尾、土茯苓、泽泻各 15 g,甘草 5 g);气血两虚证用八珍汤加减(党参 20 g,白术、茯苓、白芍、生地、怀牛膝、制狗脊、淫羊藿、仙茅各 15 g,当归 10 g,川芎、甘草 5 g)。15 天为 1 个疗程,5 个疗程后观察疗效。结果显示,腐肉脱落时间:治疗组 14 天±5.2 天,对照组 17 天±6.7 天;创面愈合时间:治疗组 43 天±5.8 天,对照组 57 天±4.7 天;治疗组在祛腐生新和创面愈合时间上都短于对照组,说明中药内外合治可明显提高臁疮的疗效。

张金华等对科室中药外用制剂治疗下肢慢性溃疡进行疗效分析。将 83 例下肢慢性溃疡患者随机分为对照组和治疗组,对照组 38 例,病变范围为 3 cm×2 cm~8 cm×2 cm,病程 1 周~3 个月,平均 42 天;其中合并糖尿病 8 例,下肢静脉曲张 20 例,外伤感染 10 例。治疗组 45 例,病变范围为 3 cm×3 cm~8 cm×11 cm,病程 10 天~3 个月,平均 41 天;其中合并糖尿病 9 例,下肢静脉曲张 24 例,外伤感染 12 例。对照组,用 3%硼酸软膏(硼酸粉、凡士林)涂于绵纸上外敷患处,每日 1 次。治疗组,创面腐肉未脱、组织坏死,取适量三青散撒粉,复方长皮膏涂于绵纸上外敷患处。创面腐肉脱落,新肉见长,予生肌散适量撒粉,每日 1 次。15 天为 1 个疗程,5 个疗程后观察疗效。两组病例创面予脓培养,采用敏感抗生素治疗;对糖尿病、皮肤湿疹、下肢静脉曲张对症处理。结果腐肉脱落时间:治疗组 15 天±2.7 天,对照组 30 天±4.8 天;创面愈合时间:治疗组 45 天±8.5 天,对照组 60 天±7.8 天;治疗组在祛腐生新和创面愈合时间上都短于对照组,说明复方长皮膏的生肌敛疮功效优于硼酸软膏。

3. 手外伤的临床研究

肖东对 1995~1997 年期间采用红玉散合复方长皮膏治疗 46 例早期手外伤做临床研究,取得较为满意的效果。46 例患者外伤为中指 36 例,3 例手指末端脱落 1/2 节;掌部小鱼际 2 例,大鱼际 2 例,手背部 6 例;其中闭合性骨折 10 例。外伤时间在创伤后 24 小时内,最长也不超过 72 小时;外伤范围以手指中段损伤,且无开放性骨折、无肌腱断裂,手指功能存在。本法适用于任何手指末端损伤的患者。操作方法:首先对创面进行清创处理,将创面冲洗干净,无须在无菌条件下,尽量去除创面的污物,创面在手指时,应给予压脉带结扎止血;其次,在创面撒布红玉散(乳酸依沙吖啶、石膏);再次,将医用胶布剪成蝶形,中间胶布向内折叠,将中段无黏性处缠绕在创面,其中胶布及中段的长度可根据创面大小自行调节,使得创口两侧的皮瓣尽量向中间靠拢,起到类似缝合的作用;最后,将复方长皮膏摊于绵纸上敷于伤口,每日 1 次。换药时胶布不去除,直至 6 天后拆除胶布,观察伤口,若在关节处或手指末端,宜再行 1 次胶布固定;若为其他部位,则无须再行此操作。此时伤口基本闭合。如果胶布拆除后伤口未闭合,此时仍外敷复方长皮膏,直至愈合。对所有在 48 小时内来就诊的患者均给予破伤风免疫球蛋白注射及口服抗生素治疗。结果显示,46 例中无 1 例并发骨髓炎,无 1 例采用截指术,全部保留残指。其中 30 例于 1 周内愈合,6 例于 2 周内治愈,8 例 4 周内治愈,2 例 6 周内治愈,治愈率 100%。

4. 乳房岩性溃疡的临床研究

张金华曾在 2005 年治愈 1 例因"炎性乳房癌"放疗后的乳房溃疡。患者因右乳肿块去某三甲医院诊治,诊断为"炎性乳房癌",但因病变涉及整个乳房,乳房皮肤红赤,不能立即施手术治疗,遂在放射科施以放疗,欲在肿块缩小后施手术治疗。放疗 4 次后,右乳房照光处皮肤红赤、肿胀,继而溃破,予红汞、依沙吖啶纱条多次换药,症状未见改善,溃破处反而加深,面积增大,经介绍来诊。

专检:形体肥胖,两乳房硕大,右乳房内下象限从乳晕部开始见纵行溃口,约 8 cm×10 cm×5 cm,呈洞穴状,创面覆盖腐肉,右乳房下端近胸壁处见 4 cm×7 cm 溃疡面,创面腐肉未尽,整个乳房质地偏硬,皮肤呈橘皮样,乳头凹陷。予复方长皮膏油纱条填塞溃疡深部,复方长皮膏外敷创面,每日 1 次换药,余遵外院治疗。二诊,局部肿胀明显改善,右乳两处溃疡腐肉已尽,新肉见长,洞穴处变浅,约 3 cm,继予复方长皮膏纱条填塞并外敷。三诊,创面明显缩小,溃疡变浅,约 1 cm,新生肉芽组织,溃疡周边皮肤生长良好,继前治疗 2 周,创面全部愈合,继在三甲医院进行后续治疗。

笔者体会"炎性乳房癌"是一种具有独立临床症状及病理改变的肿瘤,也是晚期乳腺癌中预后恶劣的一类,属中医学"乳岩"范畴。复方长皮膏中广丹、轻粉、密陀僧为有毒药物,有较强的祛腐功效及抵抗癌细胞的功能;当归、紫草活血凉血养血;大象皮甘咸温,生肌敛疮,治疗疮疡久不收口;生石膏药理研究证明有消炎作用,煅用有减少创面分泌、敛疮的作用;麻油润肤生肌;凡士林为基质。诸药合用,祛腐生肌,达到治愈溃疡的目的。

5. 有头疽的临床研究

张金华于 2005 年在《河南中医》杂志报道用立马回疗丹联合复方长皮膏治疗有头疽验案 2 例,疗效满意。

验案 1 为背部有头疽,因左侧背部红肿疼痛 20 天,伴有发热、恶寒等全身症状而到当地医院求诊。体温 39.3℃,拟"背痛"予大剂量抗生素(具体药名不详)静脉滴注,10 天后局部肿势仍未明显消退,疼痛加剧,体温持续不下,遂来求诊。症见:形体消瘦,面色少华,体温 37.9℃,胃纳较差,大便艰行。左侧背部肩胛处见 10 cm×12 cm 肿块,表面暗红,略高出皮肤,肿块中央表皮部分溃破,按之有少量血性脓液渗出,压痛(+),质地偏硬,波动感不显,舌质红,苔黄腻,脉弦细。血常规中白细胞 $10.2×10^9/L$,中性粒细胞比例 78%;尿常规正常。证属阴虚阳亢,热毒炽盛。诊断:有头疽(上搭手)。予以局麻下肿块中央做"十"字形切口,流脓不畅。立马回疗丹研粉在创面中央 3 cm×5 cm 范围均匀地撒粉 1 次,黛军软膏外敷。内服清热托毒中药(金银花 15 g,蒲公英 30 g,黄芩 12 g,连翘 12 g,瓜蒌仁 15 g,生黄芪 20 g,皂角刺 15 g,当归 15 g,赤芍 12 g,川芎 8 g,天花粉 15 g,泽泻 15 g,生大黄 4 g,生甘草 6 g),每日 1 剂,3 天后复诊。

二诊,患者创面溃腐松动,创周见散在如蜂窝状溃眼,流脓已畅,疼痛较前好转,高热已解,大便通畅,胃纳欠佳。予清除局部腐烂组织,改用三青散撒粉,外敷黛军软膏,每日 1 次换药。内服中药原方加炒白术,继服 1 周。三诊,腐肉全部脱落,局部溃疡 6 cm×5 cm,基底部新肉见长,组织红活,苔薄,脉细。复查血常规均正常,改用生肌散撒粉,复方长皮膏外敷,加绷缚治疗,每日 1 次换药,1 周后复诊。四诊,创底抬升,新肉平复,创周皮瓣爬生良好,继予外用药 1 周后收口。

验案 2 也是背部有头疽。左侧背部肿块疼痛近 1 个月,伴高热恶寒而来求诊。一般情况可,体温 40℃,神疲乏力,左侧腰背部见 10 cm×15 cm 红肿结块,肿块略高出皮肤,质地坚硬,中央见白头成片,苔薄,质红,脉细。血常规:白细胞总数 $14.5×10^9$/L,中性粒细胞比例 87%,淋巴细胞比例 13%。诊断:有头疽(下搭手)。用立马回疗丹在创面 8 cm×10 cm 处均匀撒上一层,外敷黛军软膏。同时予清热解毒、托毒透脓中药(生黄芪 20 g,苏梗 10 g,皂角刺 15 g,赤白芍各 15 g,川芎 10 g,连翘 10 g,天花粉 15 g,广藿香 10 g,焦薏苡仁 15 g)煎服,每日 1 剂。3 日后复诊,诉疼痛较前减轻,体温 38.7℃,见 10 cm×8 cm 红肿高突,按之有波动,中央有莲蓬状脓头。在局麻下做“十”字形切口,用三青散棉嵌,外敷黛军软膏,每日 1 次换药,中药继服。3 日后再诊,体温正常,创面腐肉将尽,血常规正常,舌红苔薄。予生肌散撒粉,复方长皮膏外敷垫棉包扎,每日 1 次。中药原方加玄参 10 g、山药 15 g、西砂仁 3 g,养阴清热,顾护胃气。1 周后再诊,创面新肉将平,创周皮瓣生长良好,继用药 20 天创面痊愈。

《外科理例》云:“疽者,初生白粒如粟米,便觉痒痛……此疽始发之兆……三四日后,根脚赤晕展开,浑身壮热微渴,疮上亦热……疮顶白粒如椒者数十,间有大如连子蜂房者……有脓不流……渐渐展开。”指出本病的特点为初起局部皮肤上即有粟粒样脓头,灼热红肿胀痛,易向深部及周围扩散,脓头相继增多,溃烂之后,状如莲蓬蜂窝,且脓流不畅,而向周围蔓延扩展。文中 2 例病变范围之大,临床较少见。且患者均已年过花甲,阴液已亏,且均发于夏季高温季节,水亏火炽,使热毒蕴结更甚。因本病发于背部皮肤厚韧之处,而使毒滞难化,早期均一味使用大剂量抗生素治疗,使该病在化脓之际毒邪被遏,肿块既不能消散吸收,又因患者正气不足,最终正难胜邪,热毒不能随脓液外泄,反而阻遏于体内。故以立马回疗丹快速拔毒外出,外敷黛军软膏清热解毒消肿。

立马回疗丹方出《外科正宗》："立马回疗丹轻粉，蟾蜍麝白丁香，雄乳朱砂金顶等，化疗如雪去投汤。"因本病病程长，耗伤正气，往往出现脓腐已祛，新肉渐长缓慢，故后期用复方长皮膏促进肉芽新生，修复创面。（立马回疗丹因毒品管制和药性过猛，现已停用）

下 篇

特色制剂　造福百姓

一　芷柏扑粉（附：五黑散）

处方

白芷炭 75 g	荆芥炭 75 g	五倍子炭 75 g	滑石粉 2 040 g
黄柏炭 75 g	苍术炭 40 g		

处方来源与依据：经验方。

制备工艺：① 每味中药单独用铁锅翻炒至焦黄。② 待上药自然冷却后，分别用粉碎机打成细粉，过 80 目筛；以手指捻摩药粉无颗粒状，手感均匀、细腻，易于涂抹皮肤为度。③ 加入滑石粉与其他中药粉剂充分混合，均匀无色差，呈淡灰色。④ 放入密封袋备用。

制备工艺中需要注意：五味中药单独翻炒成炭，以外黑里焦黄为度。

作用与用途：清热燥湿，止痒。适用于尿布皮炎、婴儿湿疹、间擦疹、褥疮初起皮肤潮红、尿失禁相关性皮炎等病。

用法：扑粉于患处，每日可多次。

注意事项：① 对本品任何成分有过敏者，禁止使用。② 使用时注意遮挡口鼻，避免吸入。

以下为验案分析。

1. 婴儿湿疹

钱某,女,6个月。

初诊:2019年1月7日。

主诉(代):全身皮肤痒4个月,加剧1个月。

现病史:患儿自出生2个月后全身皮肤出现皮疹,伴瘙痒。头面部丘疹、红斑伴皮屑,耳后潮红结痂,热时痒加重。在外院治疗(具体用药不详)后,症状有好转,近1个月全身皮肤再次出现皮疹,伴瘙痒,抓破后有渗液、结痂,较前加重。

既往史:否认有其他疾病史。

过敏史:否认有药物或者食物过敏史。

刻下:患儿全身皮疹伴瘙痒,夜间不能安睡,二便正常。母乳喂养。

专检:头面部红斑、丘疹、脱屑,耳后潮红、结痂,腋下、腘窝红斑、抓痕,皮损四周干,有皮屑,中间潮红。

舌脉:舌红,苔薄,脉细数。

中医诊断:奶癣·脾虚湿盛证。

西医诊断:婴儿湿疹。

治法:健脾祛湿止痒。

内治

方药:自拟方。

桑叶5g	炒白芍3g	炒薏米8g	小红枣2枚
茯苓5g	炒白术3g	白鲜皮3g	

×7剂,每日1剂,水煎分服。适当加冰糖以调味。

外治

芷柏扑粉,加爽身粉调匀(1:2比例),外扑皮肤潮红部位,每日1~2次。

二诊:2019年1月15日。

主诉(代)：皮肤痒见减,夜间能安睡,纳食、二便正常。

专检：头面部皮肤红,稍有皮屑,耳后潮红,腋下、腘窝皮肤红斑。

舌脉：舌红,苔薄,脉浮。

中医诊断：奶癣·脾虚湿盛证。

西医诊断：婴儿湿疹。

治法：健脾祛湿止痒。

内治

方药：自拟方。

桑叶 5 g	炒白芍 3 g	炒薏米 8 g	山药 8 g
茯苓 5 g	炒白术 3 g	白鲜皮 3 g	小红枣 2 枚

×7 剂,每日 1 剂,水煎分服。

外治

芷柏扑粉,加爽身粉调匀（1：2 比例）,外扑皮肤潮红部位,每日 1～2 次。

2. 特应性皮炎

陆某,男,19 岁。

初诊：2018 年 12 月 4 日。

主诉：皮疹瘙痒 10 年。

现病史：10 年前患者出现肘膝屈侧红斑,后延及全身发疹,瘙痒明显。间断服用西替利嗪及氯雷他定片剂等,外擦糖皮质激素类药膏,皮疹时轻时重。患者平素性情急躁,工作紧张,夜寐较迟。有过敏性鼻炎家族史。

既往史：有荨麻疹史。

过敏史：有虾过敏史。

刻下：全身皮疹,瘙痒明显,胃纳可,大便有时黏腻,夜寐尚可。

专检：颈、躯干、四肢红斑、丘疹成片分布,肘内侧、腘窝处红斑、糜烂、少量渗出,偶见结痂、抓痕。

舌脉：舌质红,苔薄腻,脉细数。

中医诊断：湿疮·脾虚湿热证。

西医诊断：特应性皮炎。

治法：清热利湿健脾。

内治

方药：自拟方。

生地 15 g	苦参 9 g	黄芩 9 g	生薏苡仁 30 g
赤芍 9 g	土茯苓 30 g	野菊花 12 g	车前草 30 g
丹皮 9 g	徐长卿 15 g_{后下}	炒白术 9 g	连钱草 30 g
白鲜皮 15 g	银花 15 g	茯苓 15 g	生甘草 6 g
地肤子 9 g			

×14 剂,每日 1 剂,水煎分服。

外治

肘内侧、腘窝红斑、糜烂处以芩柏扑粉外涂,每日 2～3 次。

躯干、四肢伸侧红斑、丘疹脱屑处外涂黄连霜,每日 2～3 次。

二诊：2018 年 12 月 18 日。

主诉：服药 10 剂后,皮疹开始好转,瘙痒减轻。近日宴会,食牛肉、海鲜、白酒,当晚皮疹增多,瘙痒加剧,夜难安眠。

专检：全身散在红斑、丘疹、丘疱疹、小水疱,部分抓破,糜烂、流汁,足背稍肿。

舌脉：舌质红,苔薄黄腻,脉滑细数。

中医诊断：湿疮·湿热内蕴证。

西医诊断：特应性皮炎。

治法：清热利湿健脾。

内治

方药：自拟方。

生地 30 g	苦参 12 g	黄芩 9 g	车前草 30 g
赤芍 9 g	土茯苓 30 g	野菊花 12 g	茵陈 9 g
丹皮 9 g	菝葜 30 g	黄连 6 g	泽泻 9 g
白鲜皮 30 g	徐长卿 15 g^后下	生薏苡仁 30 g	生甘草 6 g
地肤子 9 g	银花 15 g		

×14 剂,每日 1 剂,水煎分服。

外治

肘内侧、腘窝红斑、糜烂处以芷柏扑粉外涂,每日 2～3 次。

躯干、四肢伸侧红斑、丘疹脱屑处外涂黄连霜,每日 2～3 次。

局部出现的小水疱、丘疱疹处外涂锌炉洗剂,每日 2～3 次。

三诊:2019 年 1 月 10 日。

主诉:服药 14 剂后,又续方服用 1 周,全身皮疹基本消退,瘙痒较前减轻,夜寐改善。

专检:全身皮损未见明显红肿渗出,颈、躯干、四肢伸侧红斑、脱屑,肘内侧、腘窝处成片红斑。

舌脉:舌质红,苔薄黄,脉细数。

中医诊断:湿疮·湿热内蕴证。

西医诊断:特应性皮炎。

治法:清热解毒,利湿止痒。

内治

方药:自拟方。

生地 15 g	苦参 12 g	银花 9 g	生薏苡仁 30 g
赤芍 9 g	土茯苓 30 g	黄芩 9 g	车前草 30 g
丹皮 9 g	菝葜 15 g	野菊花 12 g	泽泻 9 g
白鲜皮 30 g	徐长卿 15 g^后下	金钱草 15 g	生甘草 6 g
地肤子 9 g			

×14 剂,每日 1 剂,水煎分服。

外治

肘内侧、腘窝红斑处以芷柏扑粉外涂,每日 1～2 次。

躯干、四肢伸侧红斑、丘疹脱屑处外涂黄连霜,每日 2～3 次。

按语:病例 1 为婴儿湿疹,是婴儿常见的一种过敏性皮肤病,类似于中医学的"奶癣",与成人湿疹有所不同。多因素体禀赋不耐,外受风热之邪侵袭,内有胎火湿热蕴积,蕴阻肌肤所致,或因脾胃不和,湿热内生而成。本例患儿因先天禀赋不足,后天脾胃虚弱,湿热蕴结肌肤所致。治疗当疏风清热,收湿敛疮。故内服中药用茯苓、炒白术、炒白芍、炒薏苡仁健脾利湿,桑叶疏风散热,白鲜皮清热止痒。

治疗小儿患者时,因其皮肤娇嫩,使用芷柏扑粉时可与婴儿爽身粉混合稀释。一般出生 1～6 个月小儿以 1∶3 至 1∶2 比例混合,6 个月以上小儿以 1∶1 比例混合;如局部糜烂严重,先以 3% 硼酸软膏加凡士林 1∶1 调匀薄涂以抗菌、保护创面,待好转后再用芷柏扑粉外扑。成人患者,则直接使用便可。

病例 2 为特应性皮炎,是一种由多种内外因素引起的变态反应性皮肤病,具有遗传过敏的特点。本例患者初诊时皮疹为红斑、丘疹、糜烂等表现,结合舌脉、二便及病史等,考虑脾虚湿郁化热,蕴积肌肤,肌肤失养起疹。治拟清热利湿健脾。后因饮食不当,皮疹急性发作,出现水疱、渗出,结合舌脉,证属湿热内蕴证,治疗上加强了清热利湿解毒药物的用量,以生地、赤芍、丹皮清热凉血,白鲜皮、地肤子、苦参、徐长卿等祛风除湿止痒,金银花、黄芩、野菊花清热解毒。

芷柏扑粉主含白芷、黄柏、荆芥、五倍子、苍术等,炒炭存性碾末入药。其中白芷性味辛温,归胃、大肠、肺经,具有祛风除湿,通窍止痛,消肿排脓的功效。用于治疗感冒头痛,眉棱骨痛,鼻塞、鼻渊,疮疡肿痛,皮肤燥痒,疥癣等。《本草求真》提到白芷为祛风散湿主药,可治疗风、湿、热引起的皮肤疮疡燥痒。《医方摘要》中以鹅胆汁调白芷末涂治痔疮肿痛。

黄柏性味苦寒,归肾、膀胱经,具有清热燥湿、泻火除蒸、解毒疗疮的功效,用于湿热泻痢、黄疸、带下、热淋、骨蒸劳热、盗汗、疮疡肿毒、湿疹瘙痒等。在治疗湿热疮疡、湿疹之症时，既可内服，又可外用；内服配黄芩、栀子等药同用清热利湿，外用可配大黄、滑石等研末撒敷，清热收敛。

荆芥性味辛微温，归肺、肝经，可解表散风、透疹，用于感冒、头痛、麻疹、风疹、疮疡初起。《本草汇言》中提到，荆芥为血中风药。有入血分而止血的作用，炒炭能增加收敛作用，可治便血。荆芥外用祛风止痒，可治疗瘙痒性皮肤疾病。

五倍子性味酸涩寒，归肺、大肠、肾经，具有敛肺降火、涩肠止泻、敛汗止血、收湿敛疮功效，用于肺虚久咳、久泻久痢、盗汗、痈肿疮毒、皮肤湿烂等。《圣济总录》中记录五倍子散外用治肿毒。《太平圣惠方》以五倍子、腊茶研末，香油调搽，治阴囊湿疮。《神农本草经》认为五倍子性燥，外治可杀虫去脓、利湿收敛。

苍术性味辛苦温，归脾、胃、肝经，可燥湿健脾、祛风散寒、明目，用于脘腹胀满、泄泻、水肿、风湿痹痛、风寒感冒、夜盲等。本品虽属温燥之品，然燥湿力强，可配合清热之品如黄柏、牛膝、薏苡仁等同用，以治湿热为患之证，如湿热带下、下肢湿疮；亦可配合羌活、独活等同用，治疗寒湿偏重的痹痛。《本草正义》云，苍术芳香辟秽，胜四时不正之气。

现代药理研究发现，白芷、荆芥、黄柏、五倍子等都对多种革兰阳性菌、革兰阴性菌、真菌具有不同程度的抑制作用，可明显抑制二甲苯所致小鼠耳部的炎症，具有较好的抗炎抗菌作用。民间常以苍术、白芷等室内烟熏消毒，有一定的灭菌效果。苍术中的挥发油可能通过抑制组织中前列腺素 E2 的生成，而发挥抗炎作用。五倍子鞣酸具有蛋白质沉淀作用，能使皮肤、黏膜、溃疡创面等中的蛋白质凝固，而发挥收敛和止痒功效。

滑石粉作为一种常用的药用辅料、基质，在芷柏扑粉的制作过程中可提高制剂的稳定性，增加润滑度，且粉剂具有收湿吸潮的特性，与上述五味中药联合应用，具有清热祛风、燥湿止痒、收敛安抚的功效，扑撒于损伤创面时，可起到保护、吸收分泌物、促进创面干燥的作用。芷柏扑粉中的五味中药均以炒炭存性制作，是中药制备中的特色方法。因大部分中药在制炭过程中会产生大量具有吸附作用的碳素，同时药材由于失水而变得疏松多孔，增强了药物吸湿收敛的性能。故芷柏扑粉较原生药物的收敛作用更佳。

附：五黑散

处方

白芷炭 75 g	黄柏炭 75 g	苍术炭 40 g	五倍子炭 75 g
荆芥炭 75 g			

处方来源与依据：经验方。

制备工艺、制备工艺中需要注意、作用与用途、用法及注意事项同芷柏扑粉。

与芷柏扑粉相比，本方少一味滑石粉，适用于滑石粉过敏者。本方为基础方，另可根据患者具体症情加爽身粉等调和外用。

二 黄连霜

处方

黄连 120 g	固体石蜡 200 g	硬脂酸 100 g
蒸馏水 600 ml	硼砂 40 g	单硬脂酸甘油酯 100 g
液状石蜡 500 ml		

处方来源与依据：经验方。

制备工艺：① 黄连加蒸馏水浸泡 2 小时，浓煎 3 次，共取药汁 200 ml。静置沉淀过滤去除药渣，加入硼砂溶解。② 将单硬脂酸甘油酯、硬脂酸、固体石蜡、液体石蜡熔化成油状，过滤去除杂质。③ 将第 1 步所得溶液在温度 70～80℃时，倒入第 2 步所得油内，缓缓搅拌，使之充分混合至冷却即得。

制备工艺中需要注意：① 溶液需徐徐倒入油中，不宜快。② 混合时的温度可用温度计测量。③ 搅拌始终同一方向，可选择顺时针或逆时针。

作用与用途：清热泻火，燥湿解毒，润肤止痒。适用于湿疹、特应性皮炎、面部脂溢性皮炎等。

用法：涂抹患处，每日 2～3 次。

注意事项：① 对本品任何成分有过敏者，禁止使用。② 勿用于皮损有大量渗液处。

以下为验案分析

1. 特应性皮炎

苏某，男性，10 岁。

初诊：2019 年 3 月 9 日。

主诉：全身皮疹反复发作 6 年。

现病史：6 年前秋冬季节，患者四肢出现皮疹伴瘙痒，其后每于换季时皮疹增多，瘙痒明显，皮疹范围渐扩大，尤其在肘内、腘窝处皮肤瘙痒剧烈。自觉食用虾蟹等海产品后，皮疹加重。平时皮肤容易干燥。其母有过敏性鼻炎史。

既往史："支气管哮喘"病史 5 年，每年冬初容易发作，以中西药物治疗能缓解症状，但仍反复发作。

过敏史：无药物食物过敏史。

过敏原测试：大豆、海虾（＋）。

刻下：全身发疹，瘙痒剧烈，容易疲劳，纳可，大便时有不成形，夜寐欠安。

专检：颈部、躯干、四肢红斑、丘疹，因搔抓而见抓痕、结痂、脱屑，肘内、腘窝、小腿伸侧皮肤粗糙肥厚、色素沉着。

舌脉：舌红，苔薄，脉细。

中医诊断：湿疮·脾虚湿热证。

西医诊断：特应性皮炎。

治法：疏风清热，健脾利湿。

内治

方药：自拟方。

生黄芪 9 g	山药 30 g	炒白芍 9 g	牛蒡子 9 g
北沙参 9 g	炒白术 9 g	五味子 6 g	荆防^各 6 g

桑菊^各6 g	黄芩 6 g	蝉衣 6 g	谷麦芽^各15 g
银花 9 g	白鲜皮 9 g	焦六曲 15 g	生甘草 3 g

×14 帖,每日 1 剂,水煎分服。

外治

黄连霜外涂,每日 2～3 次。

二诊：2019 年 3 月 23 日

主诉：皮疹好转,瘙痒减轻。

专检：皮肤干燥、粗糙,伴有少量脱屑。

舌脉：舌淡红,苔薄白,脉细。

中医诊断：湿疮·血虚风燥证。

西医诊断：特应性皮炎。

治法：健脾益气,养血润燥。

内治

方药：自拟方。

生黄芪 9 g	炒白芍 9 g	桑菊^各6 g	焦六曲 15 g
北沙参 9 g	石斛 9 g	银花 9 g	谷麦芽^各15 g
山药 30 g	当归 6 g	黄芩 6 g	生甘草 3 g
炒白术 9 g	荆防^各6 g	白鲜皮 9 g	

×14 帖,每日 1 剂,水煎分服。

外治

黄连霜外涂,每日 2～3 次。

三诊：2019 年 4 月 13 日。

主诉：近期皮疹稳定,无新发,瘙痒好转,胃纳二便正常。

专检：皮肤粗糙,部分浸润斑块渐软,色素沉着减退。

舌脉：舌淡红,苔薄白,脉细。

证法同前,前方续用,不必更改,再服 2 周。

2. 日光性皮炎

许某,男,50岁。

初诊:2020年5月24日。

主诉:全身皮疹反复发作3年,面部皮疹加重1月。

现病史:患者近3年来,面部、颈项、手背部等暴露部位皮疹反复发生,瘙痒流滋。患者长期室外工作,日晒后皮疹明显加重。屡经抗组胺类药物、羟氯喹等治疗,症情迁延不愈。1个月前食用无花果后,皮疹加重反复至今。

既往史:高血压史多年,长期服药控制血压。

过敏史:泥螺过敏。

刻下:患者面颈部、手部等暴露部位皮疹明显,瘙痒剧烈,心烦失眠,口苦口干,溲赤便干。

专检:颜面、耳廓、颈项、双前臂及手背部丘疹、结节、斑块、皲裂,色泽暗红,伴有点状糜烂、滋痂。

舌脉:舌红,苔腻,脉弦。

中医诊断:日晒疮·湿热蕴结证。

西医诊断:日光性皮炎。

治法:凉血清热,化湿止痒。

内治

方药:自拟方。

生地 30 g	青蒿 9 g	野菊花 12 g	茵陈 9 g
赤芍 9 g	地骨皮 15 g	白鲜皮 30 g	土茯苓 30 g
丹皮 9 g	银花 9 g	徐长卿 15 g^{后下}	焦六曲 15 g
黄芩 9 g	连翘 6 g	苦参 9 g	生甘草 3 g

×14剂,每日1剂,水煎分服。

外治

黄连霜外涂,每日2次。

局部伴见少量渗出、丘疱疹等,可以锌炉洗剂外涂,每日 3 次。

如果红肿、渗出明显,可以生理盐水湿敷。

二诊:2020 年 6 月 7 日。

主诉:皮疹好转,渗出减少,瘙痒明显减轻。但面部皮疹遇光照后仍易发红,伴少量脱屑。

舌脉:舌红,苔腻,脉弦。

中医诊断:日晒疮·湿热蕴结证。

西医诊断:日光性皮炎。

治法:凉血清热,化湿止痒。

内治

方药:自拟方。

生地 15 g	青蒿 9 g	野菊花 12 g	煨木香 9 g
赤芍 9 g	地骨皮 15 g	白鲜皮 30 g	陈皮 9 g
丹皮 9 g	银花 9 g	苦参 9 g	焦六曲 15 g
黄芩 9 g	连翘 6 g	土茯苓 30 g	生甘草 3 g

×14 剂,每日 1 剂,水煎分服。

外治

黄连霜外涂,每日 2 次。

三诊:2020 年 6 月 21 日。

主诉:症情好转,双前臂、手背皮疹减少,皲裂亦愈,夜间阵痒减轻,睡眠欠安,时有嗳气,胃不适。

舌脉:舌红,苔薄腻,脉弦。

中医诊断:日晒疮·肝胃不和证。

西医诊断:日光性皮炎。

治法:疏肝理气,和胃安神。

内治

方药：自拟方。

柴胡 9 g	胡黄连 6 g	合欢皮 6 g	蒲公英 15 g
当归 9 g	藿香 9 g	茯神 15 g	焦六曲 15 g
赤白芍 各 9 g	煨木香 9 g	白鲜皮 9 g	生甘草 3 g
黄芩 9 g	枳壳 9 g	徐长卿 12 g 后下	

×14 剂，每日 1 剂，水煎分服。

外治

黄连霜外涂，每日 2～3 次。

四诊：2020 年 7 月 5 日。

主诉：面部皮疹亦见显著缓解，瘙痒轻微，原皮损基本消退，无脱屑，仅遗有褐色色素沉着，纳寐转佳，二便通调。

舌脉：舌边尖红，苔薄，脉弦。

中医诊断：日晒疮·阴虚内热证。

西医诊断：日光性皮炎。

治法：清热滋阴，理气和胃。

内治

方药：自拟方。

生地 9 g	地骨皮 9 g	石斛 12	煨木香 9 g
赤芍 9 g	银花 9 g	蛇舌草 12 g	陈皮 9
丹皮 9 g	黄芩 9 g	焦六曲 15 g	生甘草 3 g
桑白皮 9 g	玄参 9 g		

×28 剂，每日 1 剂，水煎分服。

外治

黄连霜外涂，每日 2～3 次。

按语：病例 1 为特应性皮炎，是一种带有遗传过敏倾向的湿疹，所以又称"遗传过敏性湿疹"。典型的特应性皮炎除有特定的湿疹临床表现外，还具有容易罹患哮喘、过敏性鼻炎、湿疹的家族性倾向；对异种蛋白过敏；血清中 IgE 增高；血液嗜酸性粒细胞增多等特点。本例患者有"哮喘"史，异种蛋白过敏史，过敏性鼻炎家族史。因其先天禀赋不足，肺、脾、肾三脏虚弱，肺虚易受风热外袭，脾虚易生湿浊，肾虚不能纳气，以致"哮喘"频作，治宜益气润肺、补肾纳气、健脾和胃，扶正祛邪同行。本例治疗中用黄芪，其性味甘微温，健脾益气，利水消肿，白术苦甘温，补气健脾，燥湿利水共为君；山药甘平，益气养阴，补脾肺肾，北沙参微苦寒，清肺益胃生津，共为臣；牛蒡、荆防、桑菊、银花、黄芩、焦六曲等辛凉解毒，清热解毒和胃，共为佐使。

病例 2 为日光性皮炎，属于中医学"日晒疮"范畴。多发生于暴露部位，往往对称分布，易反复发作。患者对日光敏感，长期在室外，光毒侵袭，蓄积体内，加之素有脾湿内蕴，内外合邪，内不得疏，外不得泄，而致皮疹泛发，迁延难愈。病初瘙痒剧烈，炎症反应明显，故治当以凉血清热、化湿止痒，减轻局部症状为主。方中生地、赤芍、丹皮同用，以凉血清热；银花、连翘清热解毒；青蒿、地骨皮等清解虚热，其中青蒿清热透络，功可引邪外出，地骨皮入肺经，肺主皮毛，肺气实，则腠理密，"邪不可干"，以降低对光毒敏感度；白鲜皮、苦参、土茯苓、徐长卿等以祛风止痒除湿。药后，患者皮疹好转，但胃脘不适，嗳气。且皮疹长期反复，发生于暴露部位伴瘙痒，影响患者的外观形象及生活质量，心情不畅，睡眠不佳，证属肝胃不和，治拟疏肝理气，和胃清心除烦。故复诊时柴胡、白芍疏肝柔肝，煨木香、枳壳理气和胃，合欢皮、茯神解郁安神。再诊时，患者皮疹、胃纳均好转，再投养阴清热之剂如玄参、石斛以扶正，诸药合用，热清湿去正复，肤腠得密，疾病乃愈。患者平时需注意避光外，还需要避免使用容易引起光敏的食物和药物。患者曾有食用泥螺过敏史，本次发病前食用无花果，泥螺、无花果均可加重皮肤对日光的敏感，除这 2 种食物外，还有雪菜、莴苣、茴香、苋菜、荠菜、芹菜、柠檬、芒果、菠萝等也容易引起光敏。且患者有高血压史，长期服用降压药物，部分降压药亦有可致光敏反应的情况，故选择降压药也需要慎重。

外用药黄连霜主含黄连。黄连性味苦寒,归心、脾、胃、肝、胆、大肠经,有较强的清热燥湿、泻火解毒功效,用于治疗湿热痞满、泻痢、心火亢盛、心烦不寐、目赤、痈肿疔疮、湿疮等。黄连内服外用均有良效。外用可研末调敷、煎水洗,有清热燥湿敛疮的功效,且疗效佳,刺激性小,除皮肤外,还用于口腔内、耳部疾病的治疗,古今都有广泛的应用。《简易方论》中以黄连加槟榔以鸡子清调治疗痈疽肿毒。现代药理研究中,黄连的主要成分盐酸小檗碱有较强的抗细菌及真菌作用,且抗菌谱较广,能抑制多种革兰阴性菌、革兰阳性菌、皮肤癣菌、念珠球菌等,以及抗溃疡的作用。因此,在临床上常有医家以黄连为主药加工制作成黄连粉、黄连溶液、黄连油等,可以治疗多种感染性、溃疡性、渗出性的疾病,例如黄连溶液湿敷或用黄连粉加麻油调成混悬液,外涂治疗湿疹;黄连粉外喷或黄连溶液灌肠治疗溃疡性结肠炎;黄连溶液漱口或喷雾治疗白喉、卡他性咽炎、急性咽峡炎等;黄连油或黄连溶液治疗Ⅰ、Ⅱ度新鲜烧伤,可使创面迅速干燥,促进结痂;对于化脓性感染,一般在炎症浸润期时用黄连软膏贴敷,溃破或术后创口用黄连溶液换药,可使疼痛减轻,脓性分泌物减少,促进创面愈合。本文所用的黄连霜制作简便、适应证广、刺激性小,可用于颜面部及儿童的皮肤,除文中列举的特应性皮炎、日光性皮炎外,临床上还常用于颜面部银屑病、湿疹、热痱、过敏性皮炎等。

三 紫荆洗剂

处方

紫荆皮 10 g	百部 10 g	蛇床子 15 g	白芷 10 g
土荆皮 15 g	白鲜皮 10 g		

处方来源与依据:经验方。

制备工艺:将以上药物共研细粉,过 60 目筛即得。

作用与用途:祛风止痒,解毒,杀虫。适用于银屑病、癣疥、湿疹、皮肤瘙痒症等。

用法：将 30 g 药粉加入 1 000 ml 沸水浸泡,待温,洗患处,每日 1~2 次。

注意事项：① 对本品任何成分有过敏者禁止使用。② 避开皮肤破损处。

以下为验案分析。

1. 寻常型银屑病

高某,男,56 岁。

初诊：2019 年 6 月 20 日。

主诉：全身皮疹瘙痒反复 4 年。

现病史：患者于 4 年前在无明显诱因下出现头皮部红斑、脱屑,稍痒,未曾引起重视。皮屑逐渐增多,发至全身,伴瘙痒,秋冬加重,夏季好转。其间自行外用复方咪康唑软膏等,症状可减轻。今年自 1 月底发病,至今未见减轻。否认家族有类似疾病史。

既往史：否认有其他疾病史。

过敏史：否认有药物或者食物过敏史。

刻下：全身皮肤散在红斑、脱屑,以头皮、四肢为多,瘙痒明显,大便硬,日行 1 次,小便正常,睡眠尚可。

专检：全身见红斑、抓痕,散在分布,红斑上覆有银白色鳞屑,剥去鳞屑见薄膜样改变,点珠状出血,色鲜红,无渗液。

舌脉：舌红,苔薄,脉浮数。

中医诊断：白疕·血热挟风证。

西医诊断：寻常型银屑病。

治法：疏风清热,凉血止痒。

内治

方药：自拟方。

桑叶 10 g	薄荷 5 g 后下	豨莶草 10 g	茯苓 10 g
荆芥 6 g	白蒺藜 10 g	苦参 10 g	陈皮 6 g

白鲜皮 10 g	厚朴 6 g	生槐米 10 g	炒白芍 10 g
地肤子 10 g	川芎 5 g	赤芍 10 g	

×14 剂,每日 1 剂,水煎分服。

外治

3%硼酸软膏＋5%樟脑霜 1∶1 混合外用,每日 2 次。

紫荆洗剂 30 g 加水 1 000 ml 清洗患处,每日 1 次。

二诊:2019 年 7 月 4 日。

主诉:全身红斑稳定,瘙痒减轻,未见新发皮疹,大便通畅,每日 1 次。

专检:全身见斑块,色红,散在分布,部分斑块上覆有白色鳞屑。剥去鳞屑见薄膜样改变,点珠状出血,色鲜红,无渗液。

舌脉:舌红,苔薄,脉浮数。

中医诊断:白疕·血热挟风证。

西医诊断:寻常型银屑病。

治法:疏风清热,凉血止痒。

内治

方药:自拟方。

桑叶 10 g	地肤子 10 g	炒白术 10 g	当归 9 g
白蒺藜 10 g	茯苓 10 g	焦六曲 15 g	赤芍 10 g
苏叶 6 g	蒲公英 15 g	厚朴 6 g	牡丹皮 10 g
苦参 10 g	陈皮 6 g	川芎 5 g	炒白芍 10 g
白鲜皮 10 g			

×14 剂,每日 1 剂,水煎分服。

外治

3%硼酸软膏＋5%樟脑霜 1∶1 混合外用,每日 2 次。

紫荆洗剂 30 g 加水 1 000 ml 清洗患处,每日 1 次。

三诊：2019 年 7 月 18 日。

主诉：全身斑疹未见增多,瘙痒仍有,较上次加剧。

专检：全身见散在红斑、抓痕,伴少量白色鳞屑。

舌脉：舌红,苔薄,脉浮数。

中医诊断：白疕·血热挟风证。

西医诊断：寻常型银屑病。

治法：疏风清热,凉血止痒。

内治

方药：自拟方。

薄荷 5 g 后下	苦参 10 g	地肤子 10 g	赤芍 10 g
荆芥 6 g	茯苓 10 g	厚朴 6 g	牡丹皮 10 g
豨莶草 10 g	陈皮 6 g	川芎 5 g	炒白芍 10 g
苏叶 6 g	白鲜皮 10 g	丹参 15 g	炙甘草 3 g
浮萍 10 g			

×14 剂,每日 1 剂,水煎分服。

外治

3%硼酸软膏＋5%樟脑霜 1∶1 混合外用,每日 2 次。

紫荆洗剂 30 g 加水 1 000 ml 清洗患处,每日 1 次。

四诊：2019 年 8 月 1 日。

主诉：全身斑块明显减少,瘙痒稍有,程度较前减轻。

专检：全身散在红色斑块、色素沉着,少量抓痕,无鳞屑。

舌脉：舌红,苔薄,脉浮数。

中医诊断：白疕·血热挟风证。

西医诊断：寻常型银屑病。

治法：疏风清热,凉血止痒。

内治

方药：自拟方。

桑叶 6 g	苦参 10 g	陈皮 6 g	赤芍 10 g
荆芥 6 g	白鲜皮 10 g	厚朴 6 g	莪术 10 g
苏叶 6 g	地肤子 10 g	川芎 5 g	鸡血藤 15 g
薄荷 5 g后下	茯苓 10 g	丹参 15 g	生槐米 15 g

×14 剂，每日 1 剂，水煎分服。

外治

3%硼酸软膏＋5%樟脑霜 1∶1 混合外用，每日 2 次。

紫荆洗剂 30 g 加水 1 000 ml 清洗患处，每日 1 次。

2. 湿疹

王某，女，10 岁。

初诊：2018 年 4 月 7 日。

主诉：全身皮肤瘙痒 1 个月。

现病史：患者 1 个月前外出郊游后，出现双手臂散在皮疹瘙痒，未就医，未自行用药，后皮疹逐渐增多，扩散至肩部、大腿部。自行外用复方倍氯米松樟脑乳膏，瘙痒可减轻，但皮疹未见消退。其间有进食海鲜史。既往有湿疹史。

既往史：否认有其他疾病史。

过敏史：否认有药物或者食物过敏史。

刻下：患者全身皮肤散在见皮疹，瘙痒夜间明显，遇热加剧，影响睡眠。

专检：双手臂、肩部、大腿部散在红色丘疹、斑疹，伴抓痕、结痂，无渗出、水疱。

舌脉：舌红，苔薄，脉数。

中医诊断：湿疮·脾虚湿盛证。

西医诊断：湿疹。

治法：健脾渗湿、祛风止痒。

内治

方药：自拟方。

桑叶 8 g	炒白芍 5 g	炒白术 5 g	金银花 5 g
荆芥 6 g	陈皮 3 g	白鲜皮 6 g	大枣 2 枚
茯苓 5 g	炒薏苡仁 10 g	地肤子 6 g	

×7 剂，每日 1 剂，水煎分服。适当加冰糖以调味。

外治

3% 硼酸软膏＋5% 樟脑霜 1：1 混合外用，每日 2 次。

紫荆洗剂 30 g 加水 1 000 ml 清洗患处，每日 1 次。

二诊：2018 年 4 月 14 日。

主诉：全身皮疹瘙痒减轻，夜间能安睡，纳食、二便正常。

专检：双手臂、大腿部散在少量红色丘疹、斑疹，伴抓痕、结痂，无渗出、水疱。双肩部散在色素沉着。

舌脉：舌红，苔薄，脉数。

中医诊断：湿疮·脾虚湿盛挟风证。

西医诊断：湿疹。

治法：健脾渗湿，祛风止痒。

内治

方药：自拟方。

桑叶 8 g	炒白芍 5 g	炒薏苡仁 10 g	金银花 5 g
荆芥 6 g	陈皮 3 g	白鲜皮 6 g	大枣 2 枚
茯苓 5 g	山药 10 g		

×14 剂，每日 1 剂，水煎分服。

外治

3% 硼酸软膏＋5% 樟脑霜 1：1 混合外用，每日 2 次。

紫荆洗剂 30 g 加水 1 000 ml 清洗患处，每日 1 次。

按语：病例1,寻常型银屑病是一种常见的慢性复发性炎症性皮肤病,特征性损害为红色丘疹或斑块上覆有多层银白色鳞屑。《外科证治全书·白疕》描述该病表现为皮肤燥痒,初起白色疹疥,抓后见鳞屑,后逐渐皮肤干燥、皲裂、出血,伴疼痛。本案患者四诊合参,考虑为寻常型银屑病,辨证为血热挟风证。在治疗上拟疏风清热,凉血止痒。方中桑叶、荆芥、薄荷、白蒺藜、苏叶疏风清热止痒;苦参、白鲜皮、地肤子、豨莶草清热解毒、祛风止痒;茯苓、陈皮、厚朴、川芎、焦六曲健脾和胃、调畅上下气机,丹参、赤芍、炒白芍、生槐米、牡丹皮活血凉血。全方配合,使风邪从肌表透出,加之清热解毒凉血,使血热之体趋于清凉,瘙痒、皮疹均缓缓而去。

外用3%硼酸软膏＋5%樟脑霜滋润干燥脱屑的皮肤,清凉止痒防止搔抓,紫荆洗剂主要功效是祛风止痒,杀虫。《素问·风论》云:“风者,百病之长也。”本案患者虽为银屑病,但其瘙痒严重,考虑患者因复感风邪所致,故在治疗时偏于疏风清热,故能取得较为良好的疗效。

病例2,湿疹是一种常见的过敏性炎症性皮肤病,临床特征是多形性损害,有渗出倾向,常对称分布,自觉瘙痒,反复发作,易演变成慢性。一般按照病程以及皮损形态分为急性、亚急性和慢性3类。中医学“浸淫疮”“旋耳疮”“绣球风”“四弯风”“湿疮”均属于此范畴。

本案患者从幼年起即患湿疹,先天禀赋不耐,素体脾虚湿邪蕴伏,此次外出郊游后感受风热之邪,内外相合而发病。治以健脾渗湿、祛风止痒。方中以桑叶、荆芥疏散风热;茯苓、炒白芍、陈皮、炒薏苡仁、炒白术健脾渗湿、调和气血,白鲜皮、地肤子清热燥湿止痒,金银花清热解毒、凉散风热,大枣补中益气、养血安神。祛风、清热治其表,健脾、渗湿治其本,标本兼顾,为治疗效方。外用3%硼酸软膏＋5%樟脑霜润肤止痒,防止搔抓刺激,紫荆洗剂祛风止痒。

紫荆洗剂主攻祛风止痒、解毒、杀虫,适用于银屑病、癣疥、湿疹、皮肤瘙痒。方中紫荆皮活血通经、消肿止痛、解毒,《分类草药性》记载可用于治疗癣疮。现代研究表明紫荆皮水煎剂具有抗炎镇痛作用,体外实验中对金黄色葡萄球菌、肺炎克雷伯菌、大肠杆菌、表皮葡萄球菌、铜绿假单胞菌有抑制作用。土荆皮祛风除湿,杀虫止痒,用于手足癣、神经性皮炎、湿疹。

现代药理研究发现土荆皮对于许兰黄癣菌、絮状表皮癣菌、铁锈色小芽孢菌、石膏样癣菌、白念珠菌等有杀菌作用。百部外用杀虫灭虱,《本草拾遗》有关于百部可以驱虫、治疗疥癣疮的记载,可用于治疗皮肤疥癣、湿疹、头虱、体虱。体外实验表明百部乙醇浸液对金黄色葡萄球菌、肺炎杆菌、大肠杆菌、铜绿假单胞菌、伤寒杆菌、人型结核分枝杆菌等有抗菌作用,水煎液对多种真菌显抑制作用。百部水浸液对体虱、阴虱等昆虫均有杀灭作用。白鲜皮清热燥湿、祛风解毒,《药性论》称赞其可治一切热毒风、恶风、风疮、疥癣赤烂、眉发脱脆,用于湿热疮毒、黄水淋漓、湿疹、风疹、疥癣疮癞、风湿热痹。白鲜皮体外实验显示对多种真菌具有抑制作用,可以抑制接触性皮炎模型小鼠的炎症反应。蛇床子燥湿、祛风、杀虫,《生草药性备要》用其敷疮止痒、洗螆癞,外用治疗外阴湿疹、妇人阴痒、滴虫性阴道炎。蛇床子水提取液对大肠杆菌、产黄青霉等有广谱高效抑菌作用,对小鼠迟发超敏反应具有抑制作用。其甲醇提取物可以抑制小鼠特应性皮炎模型的搔抓反应,乙醇提取物在多种接触性皮炎模型试验中表现出抗过敏作用。白芷善祛皮肤游走之风、燥湿、消肿、止痛。可用于痈疽疮疡、皮肤瘙痒、疥癣等。白芷挥发油具有镇静、镇痛作用,煎剂可以解热抗炎,促进小鼠触须毛囊生长,乙醇提取物可以抑制酪氨酸酶活性,抑制中性粒细胞趋化作用。

紫荆洗剂以药包形式包装,携带方便,使用简单,热水浸泡,放温后即可使用。其组方温和,止痒效果尤佳,老少皆宜。成人及 12 岁以上儿童使用时,1 包药放入 1 000 ml 热水;6～11 岁儿童使用时,1 包药配合 1 500～2 000 ml 热水;6 岁以下幼儿使用时,配合 2 000～3 000 ml 热水为宜。

四 润肤膏

处方

| 当归 15 g | 紫草 3 g | 香油 100 g | 蜂蜡 15 g/30 g |

处方来源与依据:经验方。

制备工艺：将当归、紫草用香油浸没 2 日，用文火煎焦去渣，加入蜂蜡（黄蜡，冬天用 15 g，夏天用 30 g)即得。

作用与用途：活血补血，润肤生肌。适用于银屑病、皮肤干燥、新生儿红臀等。

用法：外涂患处。

注意事项：对本品任何成分有过敏者，禁止使用。

以下为验案分析。

1. 寻常型银屑病

刘某，男，32 岁。

初诊：2018 年 10 月 27 日。

主诉：全身皮肤红斑伴瘙痒 10 年，加剧 2 周。

现病史：患者原有银屑病史 10 年，反复发作。四季均可发作。时轻时重。近 2 周来因工作劳累，全身持续散发皮肤红斑，瘙痒脱屑不适，以四肢部为主。无发热胸闷，无关节疼痛等症状。否认家族有类似疾病史。

既往史：否认有其他疾病史。

过敏史：否认有药物或者食物过敏史。

刻下：患者全身皮疹伴瘙痒，胃纳可，大便偏干，寐可。

专检：全身散在红斑，上覆有疏松白色鳞屑，边界清楚，基底浸润，刮膜见筛状出血点，大小不一。皮疹以四肢伸侧为主，伴皮肤干燥脱屑。

舌脉：舌质红，苔薄黄，脉浮。

中医诊断：白疕·风热燥邪证。

西医诊断：寻常型银屑病。

治法：祛风清热，润燥止痒。

⊛ 内治

方药：自拟方。

羌活 6 g	白芷 5 g	川芎 5 g	茯苓 10 g
紫苏叶 6 g	薄荷 5 g后下	厚朴 6 g	豨莶草 10 g

| 丹参 10 g | 地肤子 10 g | 牡丹皮 10 g | 生槐米 15 g |
| 白鲜皮 10 g | 当归 6 g | 炒白芍 10 g | 炙甘草 3 g |

×14 剂,每日 1 剂,水煎分服。

🔷 外治

炉甘石洗剂 100 ml＋复方人工牛黄散 6 g,摇匀后外涂红斑、痒处,每日 1～2 次。

润肤膏外涂皮肤干燥处,每日 2 次。

二诊:2018 年 12 月 1 日。

主诉:药后旧皮疹逐渐减少,新皮疹少发,症情减轻,后于当地医院按原方转方服药。本次就诊未见新发皮疹出现,旧皮疹较前减少,瘙痒好转。

专检:全身散在淡红色、红色斑疹及褐色色素沉着,无明显鳞屑。

舌脉:舌质红,苔薄黄,脉浮。

中医诊断:白疕·风热燥邪证。

西医诊断:寻常型银屑病。

治法:祛风清热,润燥止痒。

🔷 内治

方药:自拟方。

羌活 6 g	川芎 5 g	莪术 10 g	丹皮 10 g
苏叶 6 g	厚朴 6 g	白鲜皮 10 g	炒白芍 10 g
白芷 5 g	茯苓 10 g	地肤子 10 g	生槐米 15 g
薄荷 5 g后下	陈皮 6 g	当归 9 g	炙甘草 3 g

×14 剂,每日 1 剂,水煎分服。

外治同前。

2. 新生儿红臀

张某,男,1 月龄。

初诊：2019 年 3 月 7 日。

主诉(代)：臀部皮肤潮红 3 天。

现病史：患儿出生 1 个月，3 天前，因夜间未及时更换脏污尿布，出现臀部皮肤潮红。家长自行外用护臀膏 2 天，未见好转。清洗臀部时患儿出现哭闹。

既往史：否认有其他疾病史。

过敏史：否认有药物或者食物过敏史。

刻下：患儿臀部皮疹，二便正常。混合喂养。

专检：臀部近肛周皮肤潮红，肤温略高于正常皮肤。

舌脉：舌红，苔薄，脉数。

中医诊断：湮尻疮·湿热蕴肤证。

西医诊断：新生儿红臀。

治法：清热利湿。

外治

每于清洁后，润肤膏外涂患处，并外扑芷柏扑粉。

3. 皮肤瘙痒症

许某，男，82 岁。

初诊：2018 年 1 月 12 日。

主诉：双小腿胫前皮肤干燥瘙痒 1 个月。

现病史：患者当年入冬以来，双小腿胫前皮肤出现干燥、瘙痒不适，但搔抓后无皮疹发生。瘙痒于夜间及遇热时加剧，遇水后得减，影响睡眠。未用药，未就医。患者既往每逢冬季出现双小腿皮肤轻瘙痒，开春自行缓解。

既往史：有高血压、慢性胃炎史，否认有其他疾病史。

过敏史：否认有药物或者食物过敏史。

刻下：患者下肢皮肤干燥，瘙痒，胃纳可，夜寐欠安，二便如常。

专检：双小腿胫前皮肤干燥，散在红色网状细小皲裂伴脱屑、抓痕、结痂。

舌脉：舌红，苔薄白，脉浮。

中医诊断：风瘙痒·血虚风燥证。

西医诊断：皮肤瘙痒症。

治法：养血疏风,润燥止痒。

内治

方药：自拟方。

羌活 6 g	厚朴 6 g	地肤子 10 g	焦六曲 15 g
荆芥 6 g	茯苓 10 g	豨莶草 10 g	合欢皮 9 g
桑叶 10 g	陈皮 6 g	炒白芍 10 g	首乌藤 15 g
川芎 5 g	白鲜皮 10 g	丹参 10 g	炙甘草 3 g

×14 剂,每日 1 剂,水煎分服。

外治

润肤膏外涂患处,每日 2 次。

二诊：2018 年 1 月 27 日。

主诉：药后症减,双小腿胫前皮肤瘙痒明显减轻,夜间睡眠较前好转。

专检：双小腿胫前皮肤偏干,伴少量细小鳞屑,散在色素沉着、结痂。

舌脉：舌质红,苔薄,脉浮。

中医诊断：风瘙痒·血虚风燥证。

西医诊断：皮肤瘙痒症。

治法：养血疏风,润燥止痒。

内治

方药：自拟方。

羌活 6 g	厚朴 6 g	地肤子 10 g	焦六曲 15 g
荆芥 6 g	茯苓 10 g	炒白术 10 g	首乌藤 15 g
桑叶 10 g	陈皮 6 g	炒白芍 10 g	炙甘草 3 g
川芎 5 g	白鲜皮 10 g	当归 6 g	

×14 剂,每日 1 剂,水煎分服。

外治同前。

按语：润肤膏全方主攻活血补血、润肤生肌。方中当归养血活血；紫草清热凉血、活血解毒；蜂蜡解毒，敛疮，生肌，止痛；香油润肤。适用于各类有皮肤干燥、屏障受损表现的皮肤病，例如银屑病、新生儿红臀、皮肤瘙痒症等。

病例1，患者患银屑病10年，所谓"久病必虚"，血虚易生风生燥，又因劳累加剧气血耗伤，秋季燥邪当令，易犯皮毛，内因外邪相结合共同致病。且"燥胜则干"，故患者自觉皮肤干燥，紧板不舒，脱屑。治疗拟祛风清热，润燥止痒。方中羌活、苏叶、白芷、薄荷祛风散邪；当归、白芍养血润燥，牡丹皮、生槐米、丹参清热凉血，寓"治风先治血，血行风自灭"之意；川芎、厚朴调畅上下气机，理气活血；白鲜皮、地肤子、豨莶草清热止痒。外用炉甘石洗剂中加复方人工牛黄散混匀，清热解毒止痒；润肤膏润燥止痒。内服外治配合，共同发挥作用。

病例2，新生儿红臀属于中医学"湮尻疮""洇尻疮"范畴，《外科启玄》就有记载幼儿因襁褓包裹，颈部、腋下、腘窝内湿热浸淫发病。本病主要因湿热浸淫肌肤而成，治疗当以清热解毒、收湿生肌为主。本例患儿即因看顾不周，脏污尿布未能及时更换，屎尿刺激皮肤而发病。外用润肤膏护肤生肌，芷柏扑粉清热燥湿，修复与防护并行，配合及时有效的清洁工作，短时即可见效。

病例3，皮肤瘙痒症属于中医学"风瘙痒"范畴，《诸病源候论》认为风瘙痒是因体虚皮肤腠理外受风邪而起。本例患者年老体虚，气血不足，肌肤失于濡养，复受风邪侵袭，瘙痒频发。四诊合参，证属血虚风燥证，治拟养血疏风，润燥止痒，方用消风散加减。方中羌活、荆芥、桑叶祛风润燥止痒；川芎、厚朴理气行血；茯苓、陈皮健脾行气；白鲜皮、地肤子、豨莶草祛风清热止痒；丹参、炒白芍养血活血润肤；六曲健脾消食、活血化瘀；合欢皮、首乌藤宁心养血安神；炙甘草扶正、调和诸药。外用润肤膏活血补血、润肤生肌，正对本病血虚风燥之病机。

润肤膏方脱胎于科室特色中药制剂复方长皮膏。在制作复方长皮膏的过程中，有一步骤为油煎当归、紫草，得出的药油呈玫红色，加入蜂蜡后，颜色娇嫩,质地糯润,用于冬季干燥引起的唇部皲裂,疗效极佳。临床药理研究表明,当归、紫草、香油、蜂蜡四味药均能促进创面愈合。香油能提供组织生长需要的营养成分,改善慢性溃疡创面负氮平衡。蜂蜡具有收涩、敛疮、生肌、止痛等功效,能明显提高慢性皮肤溃疡创面新生毛细血管数,改善微循环。香油、蜂蜡可以通过促进创面新生肉芽组织表达表皮生长因子,促进表皮和真皮再生。当归、紫草可以修复皮肤屏障。后扩展应用至皮肤病中皮肤干燥、脱屑、皲裂等情况时,亦有良效。

五 青黛膏

处方

| 青黛 15 g | 橄榄油 100 g | 菜油 200 g | 蜂蜡 30 g |

处方来源与依据:经验方。

制备工艺:① 将青黛过 80 目筛。② 徐徐加入橄榄油、菜油调和,搅拌成稠厚糊状。③ 蜂蜡加热熔解成液态。④ 将已熔解的蜂蜡倒入稠膏中,快速搅拌均匀,做到两者充分融合,不留结块。⑤ 冷却成膏,装盒包装,放于阴凉干燥处备用。

作用与用途:清热凉血解毒。适用于寻常型银屑病、慢性湿疹、神经性皮炎等。

用法:外涂患处,每日 1～2 次。

注意事项:对本品任何成分有过敏者,禁止使用。

以下为验案分析。

1. 寻常型银屑病

邱某,女,11 岁。

初诊:2020 年 11 月 5 日。

主诉:全身皮疹 1 周。

现病史:患者 1 周前突然出现全身红色斑片,脱屑,略痒。发疹前,患者有鼻塞、咳嗽、咽痛等上呼吸道感染史。患儿父亲有银屑病史。

既往史：否认有其他疾病史。

过敏史：否认有药物或者食物过敏史。

刻下：全身散发红色斑片，脱屑，轻度瘙痒，咳嗽，有痰，胃纳可，夜寐尚可，二便调。

专检：全身散在黄豆大小红色点滴状斑片，上及松弛银白色细薄鳞屑，刮去鳞屑可见薄膜现象，咽部稍红肿。

舌脉：舌尖红，苔薄，脉细数。

中医诊断：白疕·风热外袭证。

西医诊断：寻常型银屑病。

治法：祛风清热解毒。

内治

方药：消风散加减。

牛蒡9 g	野菊花6 g	桔梗6 g	金荞麦15 g
荆芥6 g	银花9 g	紫草9 g	陈皮6 g
防风6 g	黄芩6 g	鱼腥草15 g	生甘草3 g
桑叶9 g			

×14 剂，每日 1 剂，水煎分服。

外治

青黛膏外涂患处，每日 1～2 次。

二诊：2020 年 11 月 19 日。

主诉：皮疹部分消退，颜色变浅，时有咳痰，纳便可。

专检：全身散在淡红色点滴状斑片，部分色淡白，上及细薄松弛银白色鳞屑。

舌脉：舌红，苔腻，脉细。

中医诊断：白疕·风热外袭证。

西医诊断：寻常型银屑病。

治法：祛风清热，化痰止咳。

内治

方药：消风散加二陈汤加减。

牛蒡9g	菊花6g	桔梗6g	白茅根15g
荆芥6g	银花9g	姜半夏6g	炙紫菀9g
防风6g	黄芩6g	陈皮9g	生甘草3g
桑叶9g			

×14剂，每日1剂，水煎分服。

外治

青黛膏外涂患处，每日1～2次。

三诊：2020年12月3日。

主诉：皮疹大半消退，咳嗽基本未作，胃纳不馨，二便可。

专检：皮疹多数呈淡白色斑点。

舌脉：舌淡红，苔薄腻，脉细。

中医诊断：白疕·风热外袭证。

西医诊断：寻常型银屑病。

治法：祛风清热，健脾和胃。

内治

方药：消风散加二陈汤加减。

牛蒡9g	菊花6g	白茅根15g	焦山楂12g
荆芥6g	银花9g	姜半夏6g	焦六曲15g
防风6g	黄芩6g	陈皮9g	甘草3g
桑叶9g	桔梗6g	煨木香6g	

×14剂，每日1剂，水煎分服。

外治

青黛膏外涂患处，每日1～2次。

2. 神经性皮炎

赵某,女,59 岁。

初诊:2018 年 12 月 6 日。

主诉:颈部皮疹伴瘙痒 2 年余,加剧 1 周。

现病史:患者 2 年多来颈部反复出现皮疹,瘙痒明显,遇工作压力大、紧张、睡眠不佳时容易加重。

刻下:双侧眼睑部皮疹,时有瘙痒,性情急躁,心烦易怒,大便偏干,夜寐欠佳。

专检:颈部肥厚色红斑块,轻度肿胀,少量脱屑。

舌脉:舌淡红,苔薄,脉细。

中医诊断:摄领疮·血热风燥证。

西医诊断:神经性皮炎。

治法:疏风清热,凉血润燥。

下篇 特色制剂 造福百姓

🔲 内治

方药:自拟方。

荆防^各 6 g	生地 15 g	白鲜皮 9 g	合欢皮 15 g
桑菊^各 6 g	赤芍 9 g	白蒺藜 9 g	焦六曲 15 g
银花 9 g	丹皮 9 g	蝉衣 6 g	生甘草 3 g
黄芩 9 g	玄参 9 g	生米仁 30 g	珍珠母 30 g^{先煎}

×14 帖,每日 1 剂,水煎分服。

🔲 外治

青黛膏外涂,每日 2 次。

二诊:2018 年 12 月 20 日。

主诉:红肿渐退,仍诉瘙痒,大便干燥,寐稍改善。

专检:颈部肥厚斑块,少量脱屑。

舌脉:舌淡红,苔薄,脉细。

中医诊断：摄领疮·血热风燥证。

西医诊断：神经性皮炎。

治法：疏风清热，凉血润燥。

内治

方药：自拟方。

荆防^各6 g	赤芍 9 g	蝉衣 6 g	珍珠母 30 g^{先煎}
桑菊^各6 g	丹皮 9 g	枳实 9 g	焦六曲 15 g
银花 9 g	玄参 9 g	生米仁 15 g	生甘草 3 g
黄芩 9 g	皂角刺 9 g	合欢皮 15 g	全瓜蒌 12 g^{打碎}
生地 15 g	白蒺藜 9 g		

×14 帖，每日 1 剂，水煎分服。

外治

青黛膏厚涂封包患处，每日 1 次。

按语：病例 1 为寻常型银屑病，属于中医学中的"白疕"范畴，又名"干癣""松皮癣"等，是一种常见的红斑鳞屑性皮肤病。《外科证治全书》对本病特点进行了详尽的描述，"白疕，皮肤燥痒，起如疹疥而色白，搔之屑起"。西医学认为，本病发病原因极为复杂，可能与遗传、变态反应、免疫功能失调、代谢失调、精神、饮食因素等有关。本例为儿童点滴型银屑病，常因感染诱发。发病前常伴有感冒、扁桃腺发炎等上呼吸道感染史，如临床伴见发热、咽痛、苔薄舌红等，属风热外袭之症，治拟祛风清热止痒，常以消风散合银翘散加减。方中以防风、荆芥、桑叶、菊花、银花、黄芩、牛蒡子、紫草疏风清热凉血，鱼腥草、金荞麦、桔梗、甘草清热化痰利咽，木香、山楂、六曲和胃理气，证治方药合理，疗效明显。

病例 2 为神经性皮炎，属于中医学"牛皮癣"范畴，因好发于颈部，故又有"摄领疮"的名称。本病以内因为主，由于心绪烦扰，七情内伤，内生心火而致。初起皮疹较红，瘙痒较剧，兼见心烦易怒，大便偏干。因心主血脉，心火亢盛，伏于营血，产生血热，血热生风，阻滞肌肤，继而风盛则燥，而见血热风燥。治拟疏风清热、凉血润燥。方中以荆芥、防风、桑叶、菊花、黄芩等疏风清热，以生地、赤芍、丹皮、玄参凉血润燥，白鲜皮、白蒺藜等祛风利湿止痒。

青黛膏以主药青黛加橄榄油、蜂蜡等制备而成。青黛性味咸寒，具有清热解毒、凉血消肿之功效。《杂病源流犀烛》中有制作青黛散治疗口舌生疮及咽疮肿粟。目前临床用于治疗寻常型银屑病疗效较佳。现代药理实验证实：青黛含靛蓝、靛玉红等成分，其中靛玉红可抑制多种细胞的 DNA 合成，对角质形成细胞的增殖分化起调控作用，具有良好的抗炎、抗肿瘤、抑制细胞增殖等作用，可通过降低银屑病皮损中血管内皮细胞生长因子的表达，抑制皮损内微血管增生，减轻皮损内的增生、角化、点状出血及炎性反应，从而有效改善银屑病皮损区的角化不全、角化过度、炎症细胞浸润、血管异常增生等主要病理学变化。对于点滴型银屑病，每日 1～2 次薄涂青黛膏即可。对于斑块型银屑病，因皮疹浸润和鳞屑都很明显，外用药物吸收欠佳，因此常以青黛膏厚涂配合封包治疗，以促进药物的吸收，提高疗效。

封包疗法的优势在于可提高封包处皮肤的温度，增强皮损周围的血液循环，增强局部皮肤毛孔开张，使汗液增多，提高皮肤的湿度，形成热效应与水合效应的相互促进与协同，从而对肥厚性皮损达到更好的治疗效果。

六 癣浸泡液

处方

苦参 20 g	白鲜皮 30 g	一枝黄花 30 g	明矾 20 g
黄柏 10 g	土荆皮 30 g	百部 20 g	苯甲酸钠 1.5 g
蛇床子 20 g			

处方来源与依据：经验方。

制备工艺：① 上药除苯甲酸钠外，用清水浸渍 2 小时后，浓煎 2 次，取汁 500 ml，静置沉淀，过滤。② 加入苯甲酸钠，煮沸，过滤。③ 500 ml 瓶装，消毒，封瓶备用。

作用与用途：杀菌，止痒，燥湿。适用于手足癣、甲癣。

用法：将患肢浸泡于加温后的药液中，每日约 30 分钟。

注意事项：对本品任何成分有过敏者，禁止使用。

以下为验案分析。

1. 手癣

周某，男，35 岁。

初诊：2021 年 6 月 1 日。

主诉：右手红斑、鳞屑，指缝水疱伴瘙痒 3 月余。

现病史：3 月余前，无明显诱因下，患者右手掌出现红斑、脱屑，皮损逐渐扩大，延伸到手背，右手指缝间水疱，逐渐增多，伴瘙痒，曾外用多种糖皮质激素类药膏、抗真菌药膏（具体不详），皮损时好时坏，为进一步治疗，遂来就诊。

既往史：否认其他疾病史。

过敏史：否认药物或食物过敏史。

刻下：右手皮疹，伴瘙痒，纳可，二便调，夜寐不佳。

专检：右手掌、手背红斑、脱屑，中心颜色较淡，边缘清晰，右手指缝间皮肤深在性水疱，疱壁厚，疱液透明清亮，无明显渗出、出血、化脓。

舌脉：舌淡红，苔薄白，脉濡。

中医诊断：鹅掌风·风湿毒聚证。

西医诊断：手癣。

治法：祛风除湿，杀虫止痒。

外治

癣浸泡液，加热浸泡患肢，每日 1 次。

方法：将癣浸泡液加热到 30℃，将患肢浸泡于药液中，每次约 30 分钟，连用 7 天。

二诊：2021 年 6 月 8 日。

主诉：红斑、鳞屑、水疱明显消退，无瘙痒。

专检：右手掌、手背红斑颜色变淡，无明显脱屑，右手指缝间水疱干瘪，见脱屑，无明显渗出、出血、化脓。

舌脉：舌淡红，苔薄白，脉濡。

中医诊断：鹅掌风·风湿毒聚证。

西医诊断：手癣。

治法：祛风除湿，杀虫止痒。

外治

癣浸泡液，加热浸泡患肢，每日 1 次。

方法：将癣浸泡液加热到 30℃，将患肢浸泡于药液中，每次约 30 分钟，连用 7 天。

2. 甲癣

李某，女，56 岁。

初诊：2020 年 8 月 31 日。

主诉：双足趾甲增厚、破损 10 年余。

现病史：10 年余前，无明显诱因下，发现双足各有一个趾甲增厚、变黄，未行诊治。其后病甲数目逐渐增多，曾内服及外涂抗真菌药（具体不详），因外涂药物不能坚持，口服药物不能耐受，未完成治疗疗程。

既往史：否认其他疾病史。

过敏史：否认药物或食物过敏史。

刻下：双足趾甲变形，足部皮肤瘙痒，纳可，二便调，夜寐尚安。

专检：双足各趾趾甲均增厚、浑浊，呈灰褐色，凹凸不平，质地较脆，边缘破损。双足底、足趾间脱屑，无明显水疱、糜烂、皲裂。

舌脉：舌淡红，苔薄白，脉濡。

中医诊断：灰指甲·风湿毒聚证。

西医诊断：甲癣。

治法：祛风除湿，杀虫止痒。

癣浸泡液,加热浸泡患肢,每日 1 次。

方法:每日以小刀刮薄病甲后,将患肢浸泡于癣浸泡液(加热到 30～50℃)中,浸泡后趁甲板软化再次用小刀刮去变脆部分。每次浸泡约 30 分钟,连用 28 天。

二诊:2020 年 9 月 28 日。

主诉:双足趾甲变薄,双足皮肤脱屑减少。

专检:左足第 4 趾有新甲长出约 1/3,双足其余各趾趾甲较前变薄,边缘较前略平整。双足皮肤光滑,足底、足趾间未见明显脱屑,无明显水疱、糜烂、皲裂。

舌脉:舌淡红,苔薄白,脉濡。

中医诊断:灰指甲·风湿毒聚证。

西医诊断:甲癣。

治法:祛风除湿,杀虫止痒。

外治:同前。

医嘱:按时复诊,待新甲完全长出后,继续用药 1～2 个月。

3. 足癣

赵某,男,28 岁。

初诊:2022 年 5 月 5 日。

主诉:双足底脱屑 5 年,双足趾间糜烂 1 月,伴瘙痒。

现病史:5 年前,无明显诱因下发现双足底脱屑,伴瘙痒,自行外涂抗真菌药膏(具体不详)可缓解,但病情时有反复。此次就诊前 1 个月,因工作需要长时间穿胶鞋,双足趾间皮肤出现糜烂、滋水,伴瘙痒、疼痛,自行外涂抗真菌药膏(具体不详)后,皮损、瘙痒不能缓解,遂来就诊。

既往史:否认其他疾病史。

过敏史:否认药物或食物过敏史。

刻下:双足趾间糜烂、滋水,伴剧烈瘙痒、疼痛。无恶寒发热,纳可,二便尚调,夜寐不佳。

专检：双足趾间潮湿,皮肤浸渍发白、糜烂,基底色鲜红,少量淡黄色透明渗出液,无明显臭秽气味,无明显出血、化脓。周围皮肤稍红肿,压痛(-)。双足跟皮肤脱屑。双腹股沟淋巴结未扪及。

舌脉：舌红,苔黄,脉滑。

中医诊断：脚湿气·湿热下注证。

西医诊断：足癣。

治法：清热化湿,解毒消肿。

内治：无需内治。

❖ 外治 ❖

癣浸泡液加热,浸泡患肢,每日 1 次。

方法：将癣浸泡液加热到 30℃,将患肢浸泡于药液中,每次约 30 分钟,连用 3 天。

二诊：2022 年 5 月 7 日。

主诉：双足趾间较前明显干燥,瘙痒缓解。

专检：双足趾间皮肤糜烂处干燥,无渗液、出血、化脓。周围皮肤红肿消退,压痛(-)。双足跟皮肤光滑,未见明显脱屑。双腹股沟淋巴结未扪及。

舌脉：舌红,苔黄,脉滑。

中医诊断：脚湿气·湿热下注证。

西医诊断：足癣。

治法：清热化湿,解毒消肿。

❖ 外治 ❖

癣浸泡液加热,浸泡患肢,每日 1 次。

方法：将癣浸泡液加热到 30℃,将患肢浸泡于药液中,每次约 30 分钟,连用 7 天。

按语：病例1，手癣属于中医学"鹅掌风"范畴，是皮肤癣菌感染手部皮肤所致的浅部真菌病，具有传染性。本病多因感染真菌邪毒，加之外感风、湿、热邪，蕴于肌肤而发，病久则气血不能荣润，皮肤失养，而见皮肤肥厚、干燥、皲裂。其特点是夏天起水疱或糜烂，冬天则干燥脱屑、皲裂，若治疗不彻底，多年不愈，可出现手掌皮肤肥厚、干裂、疼痛，屈伸不利，宛如鹅掌。本例患者因起居不慎，一侧手部感染真菌，加之手掌出汗较多，风湿淫浸肌肤不得宣泄，而发红斑、脱屑、水疱。本病以杀虫止痒为主要治法，一般无需内治。

病例2，甲癣属于中医学"灰指/趾甲"范畴，中医学还有"油灰指/趾甲""鹅爪甲"等名称，是皮肤癣菌侵犯甲板/甲床导致的甲病变，具有传染性，常由手足癣、体癣、股癣传染而来。皮肤癣菌侵入甲板后释放各种分解甲板的酶破坏甲板，故在甲免疫功能降低或被破坏时，更易发生甲癣，如甲外伤、局部血液或淋巴循环障碍、正在接受免疫抑制治疗、患有足癣并经常穿不透气的鞋等。中医学认为，真菌邪毒侵犯甲板，湿毒内蕴，甲失荣养而发本病。其特征是甲板变色增厚，变脆、破损变形，顽固难治，容易复发。本病西医治疗可口服、外用抗真菌药以清除致病菌，防止复发。但局部治疗因药物不能很好地渗透到整片甲板而疗效有限，系统治疗又因不良反应较大而使大部分患者不能耐受。本例患者因不能承受治疗费用而不能坚持涂药，又不能耐受口服抗真菌药，而致所有趾甲均受损。中医药治疗甲癣以外用药物为主，且操作简便、价格低廉，容易被患者接受。但是因甲生长周期长，手指甲需要约100天，脚趾甲需要约300天，才能有完整的新甲长出，所以要告诫患者治疗甲癣必须有耐心。

病例3，足癣是皮肤癣菌引起的足部皮肤真菌感染性疾病，是临床最常见的浅部真菌病。因其表现为足趾间或足底部小水疱，脱屑、糜烂、流汁，有特殊气味，故中医学称为"脚湿气"，还有"脚气疮""田螺疮""臭田螺"等名称。临床上分为水疱型、糜烂型、脱屑型，常以1～2种皮肤损坏为主。水疱型、糜烂型常继发局部细菌感染，引发丹毒或蜂窝织炎。本例患者双足感染真菌，加之长期穿不透气的鞋子，湿热浸渍，蕴久化毒，而致双足趾间潮湿、浸渍、糜烂，周围皮肤红肿疼痛。其就诊及时，未出现恶寒发热、头痛骨楚等全身症状,故以外治法清热除湿止痒为主。

　　癣浸泡液主要用于治疗真菌感染的浅表皮肤病,具有杀菌、止痒、燥湿的功效。方中苦参苦、寒,能清热燥湿、杀虫止痒,《本草正义》云其能杀"湿热所生之虫"。黄柏苦、寒,能清热燥湿、解毒疗疮,《本草纲目》云:"苦参、黄柏之苦寒,皆能补肾。盖取其苦燥湿、寒除热也。热生风,湿生虫,故又能治风杀虫。"现代药理研究证实,关黄柏和川黄柏的乙醚浸提物对新型隐球菌、红色发癣菌、白念珠菌以及包括金黄色葡萄球菌在内的多种细菌均有具有抑制作用。蛇床子辛、苦、温,有小毒,能燥湿祛风,杀虫止痒,《备急千金要方》载"治小儿癣方":"以蛇床子捣末,猪脂和敷之。"现代药理研究证实,蛇床子的有效成分具有显著的抗真菌作用。白鲜皮苦、寒,能清热燥湿,祛风解毒,《本草原始》云:"治一切疥癞、恶风、疥癣、杨梅、诸疮热毒。"现代药理研究提示,蛇床子对多种致病真菌具有不同程度的抑制作用。土荆皮辛、温,有毒,能杀虫止痒,外用为主,主要用于治疗疥癣、湿疹、神经性皮炎等瘙痒性皮肤病,现代药理研究证实,其对许兰黄癣菌、絮状表皮癣菌、铁锈色小芽孢癣菌、石膏样小孢子菌和白念珠菌均有杀菌作用。一枝黄花辛、苦、平,有小毒,能疏风清热,解毒消肿,现代药理研究证实,一枝黄花煎液在试管内对红色癣菌有杀灭能力,对金黄色葡萄球菌、肺炎球菌、铜绿假单胞菌等有不同程度的抑制作用。百部甘、苦,外用能杀虫灭虱,《新修本草》云:"亦主去虱。煮作汤,洗牛犬虱即去。"现代药理研究发现,百部对多种细菌及皮肤真菌均有一定的抑制作用。明矾加水经过结晶后所得物即为白矾,主要为含水硫酸铝钾[$KAl(SO_4)_2 \cdot 12H_2O$],味酸、涩、性寒,外用可解毒杀虫,燥湿止痒,《本草蒙筌》云其可"敷脓疮收水"。《医林纂要》云:"生用解毒,煅用生肌却水。"现代药理研究表明,白矾对葡萄球菌、大肠埃希菌、铜绿假单胞菌、白念珠菌等多种细菌和真菌有明显的抑制效力。苯甲酸是一种广谱抗微生物制剂,对酵母菌、真菌、部分细菌有很好的抑制作用。未离解的苯甲酸亲油性强,能干扰微生物细胞膜的通透性,阻碍细胞膜对氨基酸的吸收,进入细胞内的苯甲酸分子,可抑制微生物细胞内的呼吸酶系的活性,从而起到抗菌作用。诸药合用,具有强大的抗菌能力,从而起到良好的杀菌止痒、收湿敛疮的功效。

七 复方一枝黄花霜

处方

一枝黄花 2 000 g	硼砂 80 g	液状石蜡 1 000 ml
白鲜皮 1 000 g	硬脂酸 200 g	麻油 250 g
苯甲酸 500 g	石蜡 400 g	单硬脂酸甘油酯 200 g

处方来源与依据：经验方。

制备工艺：① 一枝黄花、白鲜皮清水浸渍 2 小时，浓煎 3 次，静置沉淀过滤，浓缩至 2 400 ml，加入硼砂溶解。② 将硬脂酸、单硬脂酸甘油酯、石蜡、液状石蜡、麻油放置文灶上溶化过滤。③ 待水溶液和油剂温度均冷却至 70℃，把水溶液缓慢倒入油剂中，单向搅拌至冷却。

作用与用途：润肤止痒。适用于慢性湿疹、皮肤皲裂、股癣。

用法：少量涂抹患处。

注意事项：对本品任何成分有过敏者，禁止使用。

以下为验案分析。

1. 股癣

刘某，男，55 岁。

初诊：2019 年 7 月 12 日。

主诉：两大腿内侧皮疹伴瘙痒 5 年。

现病史：近 5 年来，患者两大腿内侧反复出现皮疹瘙痒，多于夏天出现红斑，冬天减轻。曾在外院就诊，先后予多种药膏（咪康唑软膏、特比萘芬软膏、复方酮康唑软膏等）外涂，初期症状能缓解，但停药后即反复，日久再用同种药膏未见好转。偶有饮酒，酒后皮损加剧。遇热水后，皮损瘙痒剧烈。

既往史：否认有其他疾病史。

过敏史：否认有药物或者食物过敏史。

刻下：两大腿内侧斑疹瘙痒较甚，纳可，大便不成形，小便正常，夜眠尚安。

专检：两大腿内侧皮肤散在褐斑，边缘泛红，伴鳞屑，中间向愈。周围伴抓痕结痂。皮损类圆形，边界清楚。

舌脉：舌红，苔薄，脉浮。

中医诊断：阴癣·湿热证。

西医诊断：股癣。

治法：清热利湿。

内治

方药：自拟方。

黄柏 6 g	白鲜皮 10 g	炒白芍 10 g	山药 15 g
苍术 6 g	地肤子 10 g	炒白术 10 g	苦参 6 g
茯苓 10 g	当归 9 g	炒六曲 15 g	炙甘草 3 g
陈皮 6 g			

×14 剂，每日 1 剂，水煎分服。

外治

先以复方一枝黄花霜外涂患处；待药膏吸收后，外扑鹅黄散于患处，每日 2 次。

二诊：2019 年 7 月 26 日。

主诉：患者皮损瘙痒程度较前减轻，仍有遇热水后，皮损瘙痒加剧。大便较前稍干，仍不成形。

专检：两大腿内侧皮肤散在斑疹，色暗褐，无明显鳞屑，中间向愈。周围伴少量抓痕结痂。皮损类圆形，边界清楚。

舌脉：舌红，苔薄，脉浮。

中医诊断：阴癣·湿热证。

西医诊断：股癣。

治法：清热利湿。

内治

方药：自拟方。

黄柏 6 g	桑叶 10 g	白鲜皮 10 g	丹参 10 g
苍术 6 g	川芎 5 g	地肤子 10 g	炒白芍 10 g
炒荆芥 6 g	川朴 6 g	茯苓 10 g	炒白术 10 g
荷叶 10 g	苦参 10 g	陈皮 6 g	炒六曲 15 g

×14 剂,每日 1 剂,水煎分服。

外治

复方一枝黄花霜外涂患处;待药膏吸收后,外扑鹅黄散于患处,每日 2 次。

三诊:2019 年 8 月 8 日。

主诉:两大腿皮损处瘙痒缓解,皮疹尚未完全消退,大便基本成形。

专检:两大腿内侧皮肤散在少量斑疹,色暗褐,无明显鳞屑。周围未见抓痕结痂。皮损类圆形,边界模糊。

舌脉:舌红,苔薄,脉浮。

中医诊断:阴癣·湿热证。

西医诊断:股癣。

治法:清热利湿。

内治

方药：自拟方。

炒荆芥 6 g	川朴 6 g	茯苓 10 g	炒白术 10 g
荷叶 10 g	苦参 6 g	陈皮 6 g	炒六曲 15 g
紫苏叶 6 g	白鲜皮 10 g	炒白芍 10 g	黄柏 6 g
川芎 5 g	地肤子 10 g	赤芍 10 g	

×14 剂,每日 1 剂,水煎分服。

外治

复方一枝黄花霜外涂患处;待药膏吸收后,外扑鹅黄散于患处,每日 2 次。

2. 湿疹

钱某,女,78 岁。

初诊:2019 年 4 月 22 日。

主诉:双下肢皮肤瘙痒反复 7 年。

现病史:患者近 7 年来双下肢皮肤瘙痒,呈阵发性发作,皮肤红斑、丘疹、抓痕、结痂反复不消退,未曾诊治,初起时夏季加重,冬季好转,逐渐发展至一年四季都无好转。近来皮疹突然增多,瘙痒加剧。

既往史:糖尿病史 8 年、高血压 10 年。否认有其他疾病史。

过敏史:否认有药物或者食物过敏史。

刻下:患者双下肢皮疹伴瘙痒,大便黏腻不爽,小便黄,夜寐不佳。

专检:两下肢胫侧见丘疹、斑疹,色偏暗红,伴见抓痕、结痂,部分皮肤局部微肿,无压痛及渗液。

舌脉:舌红,苔薄,脉细数。

中医诊断:湿疮・湿热蕴阻,气血不和证。

西医诊断:湿疹。

治法:清热利湿,益气养血。

内治

方药:自拟方。

黄柏 6 g	茯苓 10 g	地肤子 10 g	当归 6 g
苍术 6 g	茯苓皮 15 g	桂枝 6 g	赤芍 10 g
炒白芍 10 g	陈皮 6 g	炙黄芪 10 g	首乌藤 15 g
炒白术 10 g	白鲜皮 10 g		

×14 剂,每日 1 剂,水煎分服。

外治

复方一枝黄花霜外涂患处,每日 2 次。

二诊:2019 年 5 月 6 日。

主诉：双下肢皮疹较稳定,伴瘙痒次数减少。近 1 周夜寐可。

专检：双下肢胫侧见丘疹、斑疹,色暗红,伴见少许抓痕、结痂,局部皮肤红肿同前。

舌脉：舌红,苔薄,脉细数。

中医诊断：湿疮·湿热蕴阻,气血不和证。

西医诊断：湿疹。

治法：清热利湿,益气养血。

内治

方药：自拟方。

黄柏 6 g	茯苓 10 g	地肤子 10 g	当归 6 g
苍术 6 g	茯苓皮 15 g	桂枝 6 g	丹参 10 g
炒白芍 10 g	陈皮 6 g	炙黄芪 10 g	炒薏苡仁 10 g
炒白术 10 g	白鲜皮 10 g		

×14 剂,每日 1 剂,水煎分服。

外治

复方一枝黄花霜外涂患处,每日 2 次。

三诊：2019 年 5 月 20 日。

主诉：两下肢皮疹减少,瘙痒减轻。

专检：两下肢胫侧见丘疹、斑疹,色褐,伴见少许抓痕、结痂,局部皮肤红肿已消退。

舌脉：舌红,苔薄,脉浮数。

中医诊断：湿疮·湿热蕴阻,气血不和证。

西医诊断：湿疹。

治法：清热利湿,益气养血。

内治

方药：自拟方。

荆芥 6 g	茯苓 10 g	苍术 6 g	炒白芍 10 g
桑叶 10 g	白鲜皮 10 g	香附 6 g	炒白术 10 g
川芎 5 g	地肤子 10 g	焦六曲 15 g	桂枝 6 g
厚朴 6 g	豨莶草 10 g	当归 9 g	炙黄芪 10 g

×14 剂,每日 1 剂,水煎分服。

⚞ 外治 ⚟

复方一枝黄花霜外涂患处,每日 2 次。

四诊:2019 年 6 月 3 日。

主诉:两下肢皮疹持续减少,稍有痒。

专检:两下肢胫侧散见少量丘疹、斑疹,色偏褐,部分皮肤增厚。

舌脉:舌红,苔薄,脉浮数。

中医诊断:湿疮·湿热蕴阻,气血不和证。

西医诊断:湿疹。

治法:清热利湿,益气养血。

⚞ 内治 ⚟

方药:自拟方。

荆芥 6 g	厚朴 6 g	白鲜皮 10 g	炒白芍 10 g
苏叶 6 g	苍术 6 g	地肤子 10 g	赤芍 10 g
白蒺藜 10 g	茯苓 10 g	当归 6 g	炒薏苡仁 15 g
川芎 5 g	炒白术 10 g		

×14 剂,每日 1 剂,水煎分服。

⚞ 外治 ⚟

复方一枝黄花霜外涂患处,每日 2 次。

按语:病例 1,股癣属浅部真菌病之一,是皮肤科常见疾病,易反复发作,病程迁延。中医学中的"鹅掌风""白秃疮""紫白癜风""阴癣""田螺疱""臭田螺"等都属于浅部真菌类疾病。一般认为是由于生活、起居不慎,外感湿、热、虫、毒,或相互接触传染,感染浅部真菌,诸邪相合,郁于腠理,发于皮肤。发于上部者,多兼风邪,而发为白秃疮、肥疮、鹅掌风等;发于下部者,多为湿盛,而发为田螺疮、臭田螺、阴癣等。本案患者因不正规用药、夏季湿热气候、饮食不节等原因,致使病情反复发作5年之久。中医诊断为阴癣,辨证属于湿热证,病久必虚,相应的治法为清热利湿,健脾养血,治以二妙散加减。方中以黄柏、苍术清热利湿,荷叶、桑叶疏散风热,荆芥、紫苏叶祛风,茯苓、陈皮、白术、川朴、山药健脾利湿,苦参、白鲜皮、地肤子祛风燥湿止痒,白芍、赤芍、丹参、川芎活血养血。复方一枝黄花霜外用,润肤止痒,抗真菌。

病例2,湿疹是一种在机体内部缺陷基础上,受多种内外因素及免疫机制作用而发生的皮肤病,其特点是多形性皮损,对称分布,反复发作,伴剧烈瘙痒。中医古代文献中一般依据其发病部位、皮损特点而有不同的名称,若浸淫遍体,滋水较多者,称浸淫疮;以丘疹为主者,称血风疮或栗疮;发于耳部者,称旋耳疮;发于乳头者,称乳头风;发于脐部者,称脐疮;发于阴囊者,称肾囊风或绣球风;发于四肢弯曲部者,称四弯风;发于婴儿者,称奶癣或胎症疮。总因禀赋不耐,风、湿、热阻于肌肤所致。本案患者年事已高,素体亏虚,气血不足,无以滋养肌肤,体虚脾弱,不能运化水湿,致水液下行,积聚下肢,日久蕴而化热,而见皮疹、瘙痒,甚者局部皮肤红肿,日久成瘀而见皮损暗红,病久不愈。治疗时急则治其标,以清热利湿为主;缓则治其本,以温阳利水、养血止痒为主。故初诊以二妙散清热利湿为主,配以黄芪桂枝五物汤加减益气养血通络;至三诊时以黄芪桂枝五物汤健脾养血为主,加疏风清热药解表透疹、开泄毛孔、排出肌表余毒。外用复方一枝黄花霜润肤止痒,加速皮损消退。

复方一枝黄花霜主攻润肤止痒。方中一枝黄花疏风清热、解毒消肿;白鲜皮清热燥湿、祛风解毒;苯甲酸杀菌、抑制细菌生长、止痒;硼砂清热、消痰、解毒、防腐。适用于慢性湿疹、皮肤皲裂、股癣,对浅部真菌病及湿疹均有良好的药效。

八 鹅黄散

生大黄 10 g	苯甲酸 10 g	薄荷脑 3 g	水杨酸 5 g
氧化锌 16 g	硫黄 16 g	滑石粉 250 g	枯矾 50 g

处方来源与依据：经验方。

制备工艺：上药研细粉，过 100 目筛即得。

作用与用途：清热泻火，收敛止痒。适用于热痱、过敏性皮炎、湿疹等。

用法：清洁皮肤后外扑，每日 2～3 次。

注意事项：① 对本品任何成分有过敏者，禁止使用。② 使用时注意遮挡口鼻，避免吸入。③ 避开皮肤破损处。

以下为验案分析。

1. 股癣

庄某，男，76 岁。

初诊：2020 年 3 月 8 日。

主诉：双侧腹股沟皮疹伴瘙痒半月。

现病史：患者近半个月来出现双侧腹股沟皮疹伴瘙痒，逐渐增多，遇热瘙痒加剧。否认既往有类似发作史，平素喜欢喝酒，自觉饮酒后症状加重。

既往史：有高血压、前列腺增生史。否认有其他疾病史。

过敏史：否认有药物或者食物过敏史。

刻下：双侧腹股沟皮疹伴瘙痒，纳便调，寐安。

专检：双侧腹股沟丘疹，呈对称、环形分布，色红，少许水疱，四周少许鳞屑，伴见抓痕、结痂。

舌脉：舌红，苔薄，脉数。

中医诊断：阴癣·湿热蕴结证。

西医诊断：股癣。

治法：清热利湿,杀虫止痒。

内治

方药：二妙汤加味。

黄柏 6 g	白鲜皮 10 g	陈皮 6 g	赤芍 10 g
苍术 6 g	地肤子 10 g	丹参 10 g	甘草 3 g
茯苓 10 g	土茯苓 15 g	炒白芍 10 g	

×14 剂,每日 1 剂,水煎分服。

外治

先以 5%硫黄霜＋5%樟脑霜(1∶1 比例调匀),外涂患处;待药膏吸收后,继以鹅黄散外扑。每日 2 次。

2. 热痱

钱某,女,46 岁。

初诊:2019 年 8 月 7 日。

主诉:颈部及胸部皮疹瘙痒 1 周,加剧 3 天。

现病史:患者 1 周前出现颈部散在少量皮疹,瘙痒,自行外用花露水后减轻。3 天前,患者因户外工作大汗淋漓,之后颈、胸部皮肤出现大片皮疹,瘙痒剧烈。

既往史:否认有其他疾病史。

过敏史:否认有药物或者食物过敏史。

刻下:颈、胸部皮疹伴剧烈瘙痒,影响睡眠,二便正常。

专检:颈部大量密集细小丘疹、丘疱疹,色红。胸部胸骨处及两侧乳房下方皮肤密集细小丘疹、丘疱疹,色红。

舌脉:舌红,苔薄黄,脉数。

中医诊断:热痱·暑湿蕴肤证。

西医诊断:热性皮炎。

治法:祛暑清热,利湿止痒。

外治

清洁患处皮肤后，鹅黄散外扑，每日 2 次。

按语：病例 1，阴癣是生于体表的一种浅部真菌病，即是西医学的"股癣"。其特征为圆形或椭圆形斑片，中心有自愈倾向，但四周有活动性边缘。中医学因皮损多呈圆形而称"圆癣"，发于体表属体癣，发于股、臀、会阴部、肛门周围属股癣。隋朝《诸病源候论》中就已经有了关于圆癣皮损形态以及自觉症状的描述。一般认为本病多因风毒湿热之邪蕴积皮肤而成。本例患者平素喜欢喝酒，为湿热内积。又夏季刚过，暑热未完全消散，内外因结合，致湿热之邪蕴积皮肤而发。治疗予以清热利湿，凉血止痒。拟二妙汤加味。方中黄柏、苍术、茯苓、白鲜皮、地肤子、土茯苓、陈皮清利下焦湿热，丹参、炒白芍、赤芍凉血止痒，甘草调和诸药。外用 5% 硫黄霜 + 5% 樟脑霜（1∶1 比例调匀），再用鹅黄散继药膏涂好后外抹，每日 2 次。内服中药清热利湿排毒，外用药膏具有杀虫止痒润肤作用。内外兼用，标本同治，以防复发。

病例 2，热性皮炎俗称"痱子"，是炎热季节中发生的一种急性皮炎。多见于婴幼儿，有红痱和白痱两种，好发于颈、肘窝、胸背和小孩的头面等处。红痱表现为红色密集的针头大小丘疹或丘疱疹；白痱为针头大小半透明的浅表小疱，高热患者在热度骤降，伴有大量出汗时，容易发生。热性皮炎属于中医学"痱"范畴，《外科大成》将其描述成初为水疱瘙痒，后变为脓疱疼痛的临床表现，认为本病因肺热脾湿、汗出见风而发。本例患者由于暑天大汗，暑湿蕴积于肌肤，出现颈部及胸部皮疹瘙痒。单以鹅黄散外用清热泻火、收敛止痒，保持患部干爽，即可见效。

鹅黄散主攻清热泻火、收敛止痒，适用于热痱、过敏性皮炎、湿疹等。方中大黄泻热毒、破积滞、行瘀血，《日华子本草》称赞其可通宣一切气，调血脉，利关节，泄宿滞、水气，外用可治疗一切疮疖痈毒。现代研究表明大黄具有抗病毒、抗真菌、抗细菌的作用，可以抑制动物实验性炎症，显著抑制巴豆油所致小鼠耳壳急性渗出性炎症。硫黄外用解毒杀虫疗疮，《神农本草经》用于治疗妇人阴蚀。现代药理表明在体温状态下，局部外用硫黄具有溶解角质、软化皮肤、杀灭疥虫等皮肤寄生虫及灭菌、杀真菌等作用。氧化锌消炎、收敛,苯甲酸抗菌,薄荷脑疏风、清热、解毒。滑石粉清热解暑、保护创面、吸收分泌物、促进结痂。水杨酸止痒消肿、止痛消炎,枯矾生肌却水。

鹅黄散使用时肤感凉爽,对于退红止痒疗效尤其显著,夏季多用。儿童及幼儿皮肤娇嫩,过强的凉感可能会引起患儿不适感,使用时需与爽身粉混合外用:6～12岁儿童1∶1比例;2～5岁幼儿1∶2比例混合。使用时注意遮挡口鼻,避免吸入。皮肤破损处使用时会有疼痛感,注意避开。皮损潮红明显处,使用时会有较强烈的凉感,部分患者感觉有轻刺痛,可自行消退,不用停药。

九 复方土槿皮酊

处方

土槿皮酊 50 ml   苯甲酸 12 g   50% 乙醇加至 100 ml
水杨酸 6 g

处方来源与依据:经验方。

制备工艺:① 将 20 g 土槿皮浸泡在 100 ml 50% 乙醇中 2 周,沉淀、过滤,取药液,制成土槿皮酊。② 取 50 ml 药液中加入水杨酸、苯甲酸,待其完全溶解后装瓶。③ 避光保存。

作用与用途:杀菌止痒。适用于体癣、手足癣(限于成人用)等,亦可用于肥厚瘙痒性皮损,如神经性皮炎。

用法:清洁皮肤后,搽于患处(皮肤破损不宜),每日 1～2 次。

注意事项:① 对本品任何成分有过敏者,禁止使用。② 使用时避开皮肤破损处。

以下为验案分析。

1. 足癣

张某,男,43 岁。

初诊：2018 年 8 月 7 日。

主诉：双足瘙痒反复 1 年。

现病史：患者近 1 年来双足出现皮肤瘙痒。初起从第 1、2 趾间隙部皮肤开始出现丘疹、小水疱，伴瘙痒，脱屑，后逐渐发展至双足趾间及足底部。其间外用咪康唑氯倍他索乳膏暂时缓解，停药后复发。

既往史：否认有其他疾病史。

过敏史：否认有药物或者食物过敏史。

刻下：患者双足部瘙痒，伴丘疹、小水疱，脱屑，皮肤增厚，胃纳可，夜寐安好，大小便正常。

专检：双足趾间皮肤浸渍泛白，两侧红斑、小水疱、脱屑。双足底皮肤毛糙、脱屑、水疱，跟部角质增厚。

舌脉：舌红，苔厚腻，脉浮数。

中医诊断：脚湿气·湿热蕴结证。

西医诊断：足癣。

治法：清热燥湿。

外治

先以复方土槿皮酊外涂皮肤未破损处；待药水吸收后，外涂复方一枝黄花霜；皮肤破损处单独使用复方一枝黄花霜外涂，每日 2 次。

二诊：2018 年 8 月 14 日。

主诉：双足部皮肤痒见减，新皮疹少发，夜间能安睡，纳食、二便正常。

专检：双足趾间皮肤脱屑，两侧少量红斑、水疱、脱屑。双足底局部皮肤毛糙、脱屑，跟部角质增厚、脱屑。

舌脉：舌红，苔厚腻，脉浮数。

中医诊断：脚湿气·湿热蕴结证。

西医诊断：足癣。

治法：清热燥湿。

外治同前。

2. 神经性皮炎

顾某,男,53 岁。

初诊:2018 年 3 月 24 日。

主诉:全身多处皮肤瘙痒伴增厚 20 年余。

现病史:患者双眼睑、颈部、双侧肘后皮肤瘙痒伴增厚 20 余年。皮损反复发作,夏重冬轻,外用糖皮质激素药膏后好转,过时再发。

既往史:否认有其他疾病史。

过敏史:否认有药物或者食物过敏史。

刻下:患者双眼睑、颈部、双肘后皮肤增厚伴瘙痒,胃纳可,二便调,夜寐欠安。

专检:一般情况可。双眼睑、颈项部、双肘后部局部皮肤增厚,皮纹增宽,伴脱屑,色褐。

舌脉:舌红,苔薄,脉浮。

中医诊断:摄领疮·热郁挟瘀证。

西医诊断:神经性皮炎。

治法:祛风解郁,清热止痒。

内治

方药:自拟方。

炒荆芥 6 g	炒六曲 10 g	豨莶草 10 g	夜交藤 15 g
川芎 5 g	苦参 10 g	当归 9 g	合欢皮 10 g
苍术 6 g	白鲜皮 10 g	炒白芍 10 g	荆芥 6 g
香附 6 g	地肤子 10 g	炒白术 10 g	炙甘草 3 g
焦栀子 10 g			

×14 剂,每日 1 剂,水煎分服。

外治

复方土槿皮酊外涂颈项部及肘后部,每日 2 次。

润肤膏外涂眼睑部,每日 2 次。

二诊：2018 年 4 月 7 日。

主诉：双眼睑、颈项部及双肘后皮损瘙痒稍减，白天多发，夜寐较前好转，纳食、二便正常。服用上剂中药后初觉反胃，后缓解，再服无不适。

专检：一般情况可。双眼睑、颈项部、双肘后部局部皮肤增厚，皮纹增宽，色褐。颈项部及双肘后皮损伴脱屑。双眼睑皮损处未见脱屑。

舌脉：舌红，苔薄，脉浮。

中医诊断：摄领疮·热郁挟瘀证。

西医诊断：神经性皮炎。

治法：祛风解郁，清热止痒。

内治

方药：自拟方。

炒荆芥 6 g	焦六曲 15 g	当归 9 g	荆芥 6 g
川芎 5 g	苦参 6 g	炒白芍 10 g	茯苓 10 g
苍术 6 g	白鲜皮 10 g	炒白术 10 g	厚朴 6 g
香附 6 g	地肤子 10 g	夜交藤 15 g	陈皮 6 g
焦栀子 10 g	豨莶草 10 g	莪术 10 g	炙甘草 3 g

×14 剂，每日 1 剂，水煎分服。

外治同前。

三诊：2018 年 4 月 21 日。

主诉：双眼睑、颈项部及双肘后皮损瘙痒稍减，发作频次减少，白天为主，夜寐安，胃纳可，二便正常。

专检：一般情况可。双眼睑、颈项部、双肘后部皮肤增厚处较前变薄，皮纹增宽，色褐。颈项部及双肘后皮损伴少量脱屑。

舌脉：舌红，苔薄，脉浮。

中医诊断：摄领疮·热郁挟瘀证。

西医诊断：神经性皮炎。

治法：祛风解郁,清热止痒。

内治

方药：自拟方。

炒荆芥 6 g	焦六曲 10 g	当归 9 g	荆芥 6 g
川芎 5 g	苦参 6 g	炒白芍 10 g	茯苓 10 g
苍术 6 g	白鲜皮 10 g	炒白术 10 g	厚朴 6 g
香附 6 g	地肤子 10 g	莪术 10 g	陈皮 6 g
焦栀子 10 g	豨莶草 10 g	三棱 10 g	炙甘草 3 g

×14 剂,每日 1 剂,水煎分服。

外治同前。

四诊：2018 年 5 月 4 日。

主诉：双眼睑、颈项部及双肘后皮损瘙痒少发,2～3 天发生 1 次,白天为主,夜寐安,胃纳可,二便正常。

专检：一般情况可。双眼睑部皮肤稍有增厚,色褐。颈项部、双肘后部皮肤增厚处较前变薄,皮纹增宽,色褐,无脱屑。

舌脉：舌红,苔薄,脉浮。

中医诊断：摄领疮·热郁挟瘀证。

西医诊断：神经性皮炎。

治法：祛风解郁,清热止痒。

内治

方药：自拟方。

炒荆芥 6 g	焦栀子 10 g	豨莶草 10 g	莪术 10 g
川芎 5 g	焦六曲 10 g	当归 9 g	三棱 10 g
苍术 6 g	白鲜皮 10 g	炒白芍 10 g	荆芥 6 g
香附 6 g	地肤子 10 g	炒白术 10 g	厚朴 6 g

陈皮 6　　　　　　　茯苓 10 g　　　　　　炙甘草 3 g

×14 剂,每日 1 剂,水煎分服。

外治同前。

按语:病例 1,足癣是皮肤科最常见的皮肤真菌病,属于中医学"脚湿气"的范畴。《医宗金鉴》中的"田螺疱"和"臭田螺"就是脚湿气的 2 个类型。论述"田螺疱"云:"此症多生足掌而手掌罕见。由脾经湿热下注,外寒闭塞,或因热体涉水,湿冷空气蒸郁而成。初生形如豆粒,黄疱闷胀,硬痛不能着地,连生数疱,皮厚难以自破,传度三五为片湿烂,甚则足跗俱肿,寒热往来。"该病由生活起居不慎,湿热下注,又受湿热之邪外侵,郁于肌肤而发。论述"臭田螺"曰:"此症由胃经湿热下注而生。脚丫破烂,其患甚小,其痒搓之不能解,必搓至皮烂,津腥臭水,觉疼时,其痒方止,次日仍痒,经年不愈,极其缠绵。"

本案患者足部湿热蕴结,致使足趾间浸渍泛白、红斑、水疱、脱屑,足底局部皮肤毛糙、脱屑,跟部角质增厚、脱屑。外用复方土槿皮酊抗真菌,复方一枝黄花霜润肤止痒,针对疾病成因及皮损表现标本兼治。

病例 2,神经性皮炎又称慢性单纯性苔藓,是以阵发性皮肤瘙痒和皮肤苔藓化为特征的慢性皮肤病。好发于颈部、四肢、腰骶,以对称性皮肤粗糙肥厚、剧烈瘙痒为主要表现。神经性皮炎多见于青年和成年人,儿童一般不发病,夏季多发或季节性不明显。属于中医学的"牛皮癣""摄领疮"等范畴。

本案患者因热郁肌肤,经气不通,日久成瘀,故见双眼睑、颈项部、双肘后皮肤增厚,皮纹增宽,热胜则痒。舌红、苔薄,脉浮,四诊合参,证属热郁挟瘀。方用荆芥祛风,川芎活血,香附行气,苍术燥湿,栀子清热,焦六曲消食化瘀,苦参、白鲜皮、地肤子、豨莶草祛风清热、燥湿止痒,当归、炒白芍、炒白术健脾养血、活血化瘀,夜交藤既能养心安神,又能祛风通络止痒,合欢皮解郁安神活血,厚朴、陈皮、茯苓健脾和胃,炙甘草益气补中、调和诸药。全方共奏清热祛风、化瘀通络之效。复方土槿皮酊祛风止痒,润肤膏润肤止痒。

　　复方土槿皮酊主攻抗真菌,适用于体癣、手足癣(限于成人用)。方中土槿皮外用祛风除湿、杀虫止痒,主治疥癣、湿疹、神经性皮炎。清《疡医大全》用土槿皮合斑蝥、番木鳖浸酒,外涂治疗癣病。实验室研究发现土槿皮对于我国常见的 10 种致病真菌均具有抗菌作用,土荆皮乙酸对球拟酵母菌和白念珠菌的疗效与两性霉素 B 相当。水杨酸防腐杀菌、祛除汗臭、止痒消肿、止痛消炎,苯甲酸杀菌和抑制细菌生长,两者结合可以治疗成人皮肤浅部真菌感染。

　　癣类疾病,常因患者自身或者环境的原因,反复发作,长期使用抗真菌药膏,易造成耐药,致使药效欠佳。复方土槿皮酊以中药土槿皮为主药祛风除湿、杀虫止痒,配合苯甲酸杀菌、抑制细菌生长;水杨酸防腐杀菌、祛除汗臭、止痒消肿、止痛消炎、剥脱角质,本身较少引起耐药。在对其他抗真菌药膏耐药时,也能发挥较好的疗效。神经性皮炎患者常因剧烈反复的瘙痒,长期使用各类糖皮质激素药膏,致使耐药,最终陷入无药可用的困境,复方土槿皮酊从非糖皮质激素的角度,达到止痒消斑块目的,深受广大患者的欢迎。

✚ 颠倒散

▣ 处方 ▣

生大黄 500 g　　　　　　　　　　硫黄 500 g

　　处方来源与依据:本方源于《医宗金鉴·外科心法要诀》。

　　制备工艺:① 生大黄、硫黄分别用粉碎机打成细末,过 100 目筛。② 所有细末混匀,过筛即得。

　　作用与用途:凉血解毒,活血化瘀,去脂。适用于痤疮、面部脂溢性皮炎、酒渣鼻等。

　　用法:用绿茶水调药末如糊状,涂敷于患处,每日 1～2 次。

　　注意事项:① 对本品任何成分有过敏者,禁止使用。② 药散切勿入口入眼。

以下为验案分析。

1. 痤疮

蒋某,女,41 岁。

初诊:2018 年 10 月 10 日。

主诉:面部、躯干部皮疹反复 4 年余。

现病史:患者 4 年前面部出现皮疹,时轻时重,未曾就诊。数月后皮疹逐渐增多,胸背部时有少量皮疹,自觉痒痛不舒,不易消退。近 1 年来,月经不定期,经量减少。平时喜甜食及油炸食品。

既往史:否认有其他疾病史。

过敏史:否认有药物或者食物过敏史。

刻下:颜面、胸背部皮疹,稍痒痛,纳便可,夜寐迟。

专检:前额、面颊、下颏、胸背部散在粟粒至黄豆大小红色丘疹,部分丘疹顶部有脓疱,面部皮肤油腻。

舌脉:舌红,苔薄黄腻,脉滑。

中医诊断:粉刺·肠胃湿热证。

西医诊断:痤疮。

治法:清热利湿和胃。

【内治】

方药:茵陈蒿汤加减。

黄芩 9 g	蒲公英 15 g	蛇舌草 30 g	炒薏苡仁 15 g
野菊花 9 g	丹参 30 g	栀子 9 g	生山楂 12 g
侧柏叶 30 g	虎杖 30 g	茵陈 9 g	焦六曲 15 g
玄参 12 g	竹叶 12 g	陈皮 9 g	生甘草 3 g

×14 剂,每日 1 剂,水煎分服。

【外治】

颠倒散以绿茶水调成糊状,外涂患处,每日 2 次。

医嘱：饮食忌辛辣、油炸及甜食，调整作息时间。

二诊：2018 年 10 月 24 日。

主诉：服药后原皮疹开始消退，但有少量新发皮疹，面部皮肤油腻感减轻。纳便可，寐安。

专检：前额、面颊、下颏、上胸、背部散在粟粒大小红色丘疹。

舌脉：舌红，苔薄黄腻，脉滑。

中医诊断：粉刺·肠胃湿热证。

西医诊断：痤疮。

治法：清热利湿和胃。

内治

方药：茵陈蒿汤加减。

黄芩 9 g	蒲公英 15 g	蛇舌草 30 g	玉米须 15 g
野菊花 9 g	丹参 30 g	茵陈 9 g	生山楂 12 g
侧柏叶 30 g	虎杖 30 g	垂盆草 15 g	焦六曲 15 g
玄参 12 g	竹叶 12 g	陈皮 9 g	生甘草 3 g

×14 剂，每日 1 剂，水煎分服。

外治

颠倒散以绿茶水调成糊状，外涂患处，每日 2 次。

三诊：2018 年 11 月 10 日。

主诉：服药后皮疹大部分消退，无新发皮疹，面部皮肤油腻感减轻。纳便可，寐安。

专检：前额、面颊、下颏、上胸、背部偶见粟粒大小红色丘疹，色素沉着。

舌脉：舌红，苔薄，脉滑。

中医诊断：粉刺·肠胃湿热证。

西医诊断：痤疮。

治法：清热利湿和胃。

内治

方药：茵陈蒿汤加减。

黄芩 9 g	蒲公英 15 g	蛇舌草 30 g	炒薏苡仁 15 g
野菊花 9 g	丹参 30 g	栀子 9 g	生山楂 12 g
侧柏叶 30 g	虎杖 30 g	桑白皮 9 g	焦六曲 15 g
玄参 12 g	竹叶 12 g	地骨皮 9 g	生甘草 3 g

×14 剂，每日 1 剂，水煎分服。

随访 3 个月，皮疹无复发。

2. 酒渣鼻

赵某，女，45 岁。

初诊：2018 年 10 月 15 日。

主诉：鼻翼部皮疹反复半年。

现病史：近 3 年来鼻部皮肤时时潮红，伴发疹色红，或有脓疱，自觉灼热微痒，遇日晒及饮食辛辣后尤甚，屡经外用药膏无效。平素心烦易怒，口苦口干，大便干结。近 1 年来经行紊乱，经量减少，实验室检查提示雌激素偏低。

既往史：否认有其他疾病史。

过敏史：否认有药物或者食物过敏史。

刻下：鼻部皮疹，胃纳可，大便干，夜寐可。

专检：鼻部红斑，伴轻度毛细血管扩张，皮肤油腻，散在绿豆大小毛囊性炎性丘疹。

舌脉：苔薄，舌红，脉弦细。

中医诊断：酒齄鼻·肺胃蕴热证。

西医诊断：酒渣鼻。

治法：清肺胃热，凉血活血。

内治

方药：枇杷清肺饮加减。

枇杷叶 9 g	黄芩 9 g	银翘^各 9 g	制大黄 9 g
桑白皮 12 g	山栀 9 g	全瓜蒌 15 g	夏枯草 15 g
地骨皮 12 g	生地 30 g	生山楂 15 g	生槐花 15 g
丹皮 9 g	玄参 9 g	蛇舌草 30 g	生甘草 3 g

×14 剂,每日 1 剂,水煎分服。

外治

颠倒散以绿茶水调糊外涂患处,每日 2 次。

二诊:2018 年 10 月 29 日。

主诉:大便较前通畅,鼻部灼热潮红减轻。

舌脉:舌红,苔薄,脉弦。

中医诊断:酒齄鼻·肺胃蕴热证。

西医诊断:酒渣鼻。

治法:清肺胃热,凉血活血。

内治

方药:枇杷清肺饮加减。

枇杷叶 9 g	黄芩 9 g	全瓜蒌 15 g	夏枯草 15 g
银翘^各 9 g	山栀 9 g	生山楂 15 g	玫瑰花 12 g
地骨皮 12 g	生地 30 g	蛇舌草 30 g	益母草 15 g
丹皮 9 g	玄参 9 g	制大黄 9 g	生甘草 3 g

×14 剂,每日 1 剂,水煎分服。

外治

颠倒散以绿茶水调糊外涂患处,每日 2 次。

按语:病例 1 为痤疮。痤疮在中医文献中称为"肺风粉刺""粉刺"等,在《医宗金鉴》中认为本病由"肺经血热而成","每发于面鼻,起碎疙瘩,形如黍屑,色赤肿痛,破出白粉汁⋯⋯宜内服枇杷清肺饮,外敷颠倒散"。病因病机多为素体阳热偏盛,肺经蕴热,复受风邪,熏蒸面部而发;或过食肥甘厚味、辛辣刺激之品,肠胃湿热互结,上蒸颜面而致;亦有脾气不足,运化失常,湿浊内停,郁久化热,热灼津液,煎炼成痰,湿热瘀痰凝滞肌肤而发。本例患者皮疹泛发面部及胸背,以丘疹、脓疱为主,皮肤油腻,喜甜食及油炸食品,结合舌脉,证属肠胃湿热,故治疗宜清热利湿和胃,以茵陈蒿汤加减。方中以茵陈、栀子、黄芩、蒲公英等清热利湿,丹参、虎杖清热活血,白花蛇舌草清热利湿、解毒消痈。

病例 2 为酒渣鼻。因鼻色紫红如酒渣,故中医文献称之为"酒齄鼻"或"赤鼻",俗称"酒糟鼻"。本病早期往往为体内郁热,日久则为气滞血瘀。可由肺胃积热上蒸,复遇风寒外袭,血瘀凝结而成;或因嗜酒之人,酒气熏蒸,热毒凝结于鼻,复遇风寒之邪,交阻肌肤所致;热毒日久瘀阻鼻面,气滞血瘀,毒邪聚而不散所致。本例患者为中年女性,既往喜食辛辣,但发现食后皮疹明显加重。近 1 年雌激素水平下降,相对雄激素偏盛,皮脂溢出增多。结合症候及舌脉表现,证属肺胃蕴热,治拟清热宣肺,以枇杷清肺饮加减,其中枇杷叶宣肺清热为主药;桑白皮助枇杷叶清肺热,又能祛湿热;黄芩、山栀清热燥湿,泻火解毒;银花、连翘清热解毒;夏枯草清热散结;生地黄、玄参、牡丹皮、槐花清热凉血滋阴;白花蛇舌草清热利湿、解毒消痈;生山楂、制大黄可活血化瘀消脂。现代药理研究提示:枇杷叶有较强抗菌消炎、利尿导泻作用。黄芩有抗菌、抗炎、抗过敏作用,对痤疮丙酸杆菌等有抑制作用。牡丹皮具有抗炎抑菌,增强免疫功能的作用。白花蛇舌草具有抗炎作用,增强白细胞吞噬功能,还有抗雄激素样作用,有较强的抑制皮脂腺分泌的作用。生山楂有抗菌、抑制皮脂腺分泌作用。生地黄有调节神经内分泌、利尿及抗真菌作用。甘草可抗炎、抗变态反应。

外用之颠倒散出自《医宗金鉴》,以"大黄、硫黄(各等分),研细末,共合一处,再研匀,以凉水调敷"制备而成,是治疗"肺风粉刺"的要药。颠倒散的成分为大黄和硫黄。大黄性味苦寒,具有清热解毒活血的功效;硫黄性味酸温,善杀虫止痒,临床多外用。现代药理研究证实,大黄能清除机体中的炎性介质,如降低白细胞介素及内毒素生成等;在抗炎过程(如抑制炎性渗出及肉芽增生)中同样效果显著。大黄与硫黄均可抑制皮肤真菌、细菌,还可通过参与机体免疫提高抗感染能力,如提高细胞免疫、促进巨噬细胞吞噬等,减轻炎症反应。而炎症是这类油脂溢出异常皮肤疾病的重要表现,炎症消退则病情明显好转。临床应用时,对痤疮、酒渣鼻见红色丘疹、红斑、脓疱时多以绿茶、苦丁茶、蒲公英汁等调和外敷;如见丘疹色泽暗红,迟迟不消,则可酌情以黄酒调敷,活血散结,促进局部软化,或透脓,脓去则疹消;如用于头皮部脂溢性皮炎,可将头发用温水浸湿,然后将颠倒散搓在头发上,按摩5~10分钟,使药物与头皮充分接触后,再用温水冲洗干净,亦可以10 g颠倒散加入100 ml洗发膏中再外洗。

另外,颠倒散在临床上亦可用于疥疮的治疗。疥疮是由疥虫引起的一种传染性皮肤病,好发于腕屈面、腋窝、腹股沟等皮肤皱褶处,伴有剧烈瘙痒。颠倒散中的硫黄能杀虫止痒,对疥虫有较好的杀灭作用,大黄可以清热解毒,有一定的杀菌抗感染作用。患者患疥疮后,因搔抓剧烈,引起皮肤破损,容易诱发局部感染。在使用时可以颠倒散加凡士林拌成颠倒散软膏。治疗前先用硫黄皂清洁肌肤,然后外涂药膏,1周为1个疗程。同时将衣裤、被褥等煮沸或日晒,避免再次感染。

十一 疮毒消肿丹

处方

蟾酥 60 g	血竭 30 g	人造牛黄 60 g	陈小粉 30 g
生大黄 60 g	葶苈子 30 g	月石 30 g	朱砂 60 g
乳香 30 g	雄黄 30 g	没药 30 g	冰片 60 g
青木香 30 g			

注:因蟾酥有剧毒,属国家剧毒药品管控,后将蟾酥以干蟾皮 180 g 替代。

处方来源与依据:经验方。由《外科全生集》的梅花点舌丹化裁而来。

制备工艺:① 榨取葶苈子油脂,取其干燥粉使用:葶苈子先打粉,将葶苈子粉平摊在多层绵纸上,约 3 mm 厚,并包裹好,再在上面压重物 1 周。② 蟾皮打粉过 80 目筛。③ 再加入青木香、生大黄、雄黄、月石、陈小粉、朱砂、人造牛黄混合粉碎,过 80 目筛。④ 最后加入乳香、没药、血竭、冰片混合粉碎。⑤ 待粉晾干后,密封备用。

制备工艺中需要注意：① 在制作葶苈子粉时，需不定时去观察绵纸（桑皮纸）是否已被葶苈子油浸透，如时间未到而绵纸已吸足油脂，需重新用干燥绵纸包裹再压重物去油脂，以葶苈子粉不粘手为度。② 因乳香、没药、冰片、血竭有黏性，制作过程中一定要安排在最后粉碎，并与其他干燥药粉一起，且粉碎时间要掌控好，防止药粉被粘在粉碎机内。

作用与用途：清热解毒、消肿止痛。适用于蛇虫咬伤、疖肿、丹毒、带状疱疹、无名肿毒、囊肿型痤疮等疾病，凡体表肌肤有肿块、丘疱疹，色红或暗红，有或无疼痛者，均可使用。

用法：用冷开水或黄酒溶开后，涂抹患处，每日 2～3 次；儿童和皮肤薄的地方宜用冷开水溶开或研磨成薄浆糊状。

注意事项：对本品任何成分有过敏者，禁止使用。

以下为验案分析。

1. 皮肤疖

董某，男，45 岁。

初诊：2019 年 7 月 8 日。

主诉：尾骶部肿块伴疼痛 1 月。

现病史：患者近 1 个月来尾骶部出现肿块，伴疼痛。曾自行服用头孢类抗生素治疗，肿块反复发作，时大时小，解大便时无不适。无发热头痛，无腹痛腹泻。患者平素喜饮酒。

既往史：否认有其他慢性疾病史。

过敏史：否认有药物或者食物过敏史。

刻下：患者尾骶部肿块疼痛，纳可，二便调，夜寐安。

专检：尾骶部扪及肿块，直径约 2 cm，质中，色偏暗红，按之有压痛，波动感不明显。

舌脉：舌质红，苔薄白，脉濡。

中医诊断：疖·暑热浸淫证。

西医诊断：皮肤疖。

治法：清暑化湿解毒。

内治

方药：消暑汤加减。

忍冬藤 30 g	连翘 10 g	山药 15 g	生薏仁 15 g
紫花地丁 15 g	泽泻 10 g	浙贝母 10 g	炙甘草 3 g
天花粉 15 g	赤芍 10 g	陈皮 6 g	

×7 剂，每日 1 剂，水煎分服。

外治

疮毒消肿丹外涂。

方法：取少许药粉用黄酒调成薄浆糊状，涂敷肿块表面，每日 3 次。1 日内每次涂药粉时不需将上次药粉擦净，但第 2 日需洗净残留药粉再涂。

二诊：2019 年 7 月 15 日。

主诉：尾骶部肿块缩小，疼痛好转。

专检：尾骶部扪及肿块，直径约 0.8 cm，质中，色偏暗红，按之压痛轻，无波动感。

舌脉：舌质红，苔薄白，脉濡。

中医诊断：疖·暑热浸淫证。

西医诊断：皮肤疖。

治法：清暑化湿解毒，凉血消肿块。

内治

方药：清暑汤加减。

忍冬藤 30 g	茯苓 10 g	山药 15 g	生薏苡仁 15 g
连翘 10 g	丹参 10 g	浙贝母 10 g	炙甘草 3 g
泽泻 10 g	赤芍 10 g	陈皮 6 g	

×7 剂，每日 1 剂，水煎分服。

外治

疮毒消肿丹外涂，每日 3 次。

2. 囊肿型痤疮

王某,男,23岁。

初诊:2019年3月18日。

主诉:颜面部皮疹、肿块反复6年,加剧1月。

现病史:患者颜面部发皮疹、肿块,反复6年。近1个月来面部新发皮疹增多,皮肤油腻,毛孔堵塞,伴多枚肿块,肿块时有胀痛。追问病史,平素喜食辛辣食物。

既往史:否认有其他慢性疾病史。

过敏史:否认有药物或者食物过敏史。

刻下:患者颜面部皮疹、肿块,稍有疼痛,纳可,二便调,夜寐安。

专检:颜面偏油腻,鼻四周毛孔粗大,有黑头,伴散在丘疹,色红,双侧面颊各有2~3枚肿块,大小不一,最大直径1.2 cm,轻压痛,色暗紫,按之有少许波动。

舌脉:舌质红,苔薄白,脉数。

中医诊断:粉刺·肺热挟瘀证。

西医诊断:囊肿型痤疮。

治法:清热祛湿,化瘀散结。

内治

方药:枇杷清肺饮加减。

枇杷叶 15 g	忍冬藤 30 g	炒白芍 10 g	川芎 5 g
炙桑皮 10 g	连翘 10 g	炒白术 10 g	浙贝母 10 g
桑叶 10 g	当归 6 g	陈皮 6 g	炙甘草 3 g
炒黄芩 10 g	丹参 10 g	莪术 10 g	

×14剂,每日1剂,水煎服。

外治

疮毒消肿丹外涂。

方法:取少许药粉用黄酒调成薄浆糊状,涂敷肿块表面,每日3次。1

日内每次涂药粉时不需将上次药粉擦净,但第 2 日需洗净残留药粉再涂。

二诊:2019 年 4 月 2 日。

主诉:颜面部皮疹基本消退,肿块缩小明显。

专检:颜面油腻好转,黑头消退,无丘疹,双侧面颊仅有最大 1 枚肿块未消散,无压痛,色淡,接近正常肤色,按之无波动。

舌脉:舌质红,苔薄白,脉数。

中医诊断:粉刺·肺热挟瘀证。

西医诊断:囊肿型痤疮。

治法:清热祛湿,化瘀散结。

内治

方药:枇杷清肺饮加减。

枇杷叶 15 g	忍冬藤 30 g	炒白芍 10 g	莪术 10 g
炙桑皮 10 g	连翘 10 g	炒白术 10 g	川芎 5 g
桑叶 10 g	当归 6 g	陈皮 6 g	炙甘草 3 g
炒黄芩 10 g	丹参 10 g		

×14 剂,每日 1 剂,水煎服。

外治

疮毒消肿丹外涂,每日 3 次。

按语:病例 1 皮肤疖,疖是单个毛囊及所属皮脂腺的化脓性炎症。其特点为毛囊结节,红肿热痛,形成脓栓,多单发。该患者平素喜饮酒,中焦湿热蕴结,加之外感暑热毒邪,暑湿热毒郁于肌肤而发疖。湿邪下趋,性黏滞,患者虽自行服用头孢类抗生素后症情有好转,但体内湿热之邪未除,故致尾骶部肿块反复发作,时大时小,历时 1 个月未消,舌质红,苔薄白,脉濡,乃湿热蕴结之邪。治宜清暑化湿解毒,消暑汤加减。方中忍冬藤、紫花地丁、天花粉、连翘清热化湿解毒,茯苓、陈皮、山药、生薏苡仁健脾化湿,又防清热解毒药伤胃,浙贝母、陈皮散结化湿,赤芍凉血消肿散结,炙甘草调和诸药。诸药配合,既清暑热外邪,又除中焦湿热之邪。

病例 2 粉刺,粉刺是一种毛囊皮脂腺的炎症性皮肤病。相当于西医学的"痤疮"。其特征为有粉刺、丘疹、脓疱、囊肿等多种损害。《医宗金鉴》说:"此证由肺经血热而成。每发于面鼻,起碎疙瘩,形如黍屑,色赤肿痛,破出白粉汁。日久皆成白屑,形如黍米白屑。"多由肺热熏蒸,血热蕴阻肌肤,或因过食辛辣油腻之品,生湿生热,阻于肌肤而成,也可因脾气不健、运化失调、湿郁化热、湿热夹痰、凝滞肌肤所致。此患者病程日久,反复发作,久病必有瘀,加之患者喜食辛辣,痰湿内生,痰瘀互结,阻于肌肤,故见双侧面颊粉刺结块难消。此次发病因外感风热之邪,肺先受之,肺热熏蒸,挟蕴藏于肌肤的瘀血而发病,故新发皮疹,色红;舌质红,苔薄白,脉数乃肺热挟瘀之象。方用枇杷清肺饮加减,清肺热,化瘀血。方中枇杷叶、炙桑皮、桑叶、炒黄芩,疏风清肺热;忍冬藤、连翘,辅助黄芩等清热解毒之力;当归、丹参、炒白芍、莪术、川芎,活血化瘀,通络散结;浙贝母、炒白术、陈皮,行气健脾,利湿化痰,又防清热药伤脾胃之虞;炙甘草调和诸药。

外用药疮毒消肿丹,有清热解毒,消肿止痛之功,加之使用黄酒调敷,有温散肿块之意,防止热毒虽解,遗留硬结难消的后果发生。方中蟾酥辛温,有毒,解毒消肿止痛,能"以毒攻毒"。《本草经疏》:"蟾酥,诸家所主,但言其有消积杀虫、温暖通行之功,然其味辛甘、气温散,能发散一切风火抑郁、火热痈肿之候,为拔疔散毒之神药,性有毒,不宜多用,入发汗散毒药中服者,尤不可多。"但因其属国家剧毒药品管制药,故改用"干蟾皮",有清热解毒、利水消胀之效,主治痈疽、肿毒、瘰疬、肿瘤、疳积腹胀等。《纲目拾遗》云:"贴大毒,能拔毒。收毒。"《雷公炮制药性解》云:"味甘,性寒,有毒,入脾经。主除邪气,破坚血,解结热,疗儿疳,贴痈肿,疗大伤。"生大黄、人造牛黄清热解毒;葶苈子辛苦大寒,尤擅行水消肿。现代药理研究发现葶苈子所含的苄基芥子油对酵母菌等20种真菌及数十种其他菌株菌有广谱抗菌作用。雄黄解毒疗疮,燥湿杀虫,《本草纲目》谓其:"雄黄,治疮杀毒要药也。"青木香辛苦寒,行气止痛,解毒消肿;其化学成分马兜铃酸有抗菌抗炎镇痛作用。血竭入血分,有散瘀止痛之功,《新修本草》云:"主五脏邪气,带下,止痛,破积血,金创生肉。"乳香、没药活血止痛,消肿生肌,三药合用活血化瘀,通络消肿更效。月石外用清热解毒，解毒消肿，朱砂性寒，内服外用均有较强的清热解毒作用。陈小粉乃是陈小麦子磨成粉，有消炎排脓作用。《本草纲目》取名"乌龙膏"，"治一切痈肿发背，无名肿毒，初发焮热未破者，取效如神。用隔年小粉，愈久愈佳"，且陈小粉较干燥，与乳香粉、没药粉、血竭粉、葶苈子粉等一起粉碎，不易粘底。冰片辛香走窜，为大通之品，以清热止痛见长，是天然的透皮吸收促进剂。故方中加冰片一物，除了用其清热止痛之功，更是用以引诸药渗透体表肿物，起到清热解毒、消肿止痛、通络散结之效。

十二 冻疮酊

处方

| 肉桂 100 g | 樟脑 250 g | 白胡椒粉 100 g | 75% 乙醇 4 000 ml |
| 当归 200 g | | | |

处方来源与依据：经验方。

制备工艺：① 将肉桂、当归等分别打成粉并与白胡椒粉混合均匀，过 60 目筛。② 将樟脑碾粉溶解于 75% 乙醇中。③ 再将第 1 步所得药粉加入乙醇中浸泡 1 周，过滤即得。④ 阴凉处密闭保存。

作用与用途：温阳，活血，化瘀。适用于冻疮、寒冷性多形红斑等。

用法：涂于患处，每日 1～2 次。

注意事项：① 对本品任何成分有过敏者，禁止使用。② 皮肤如有感染溃烂者，不宜使用。③ 用后密闭保存。

以下为验案分析。

冻疮

赵某，女，65 岁。

初诊：2020 年 12 月 3 日。

主诉：手部、耳部皮疹 3 周。

现病史：患者于 3 周前出现数个手指、耳廓部红肿，初起自觉灼热、瘙痒感,其后颜色由深红渐成暗红,麻木冷痛。患者近年来多次发生类似皮疹,每于冬季受寒加重,入春天气转暖后渐好转。严重时患处可出现溃破,疼痛明显。平素自觉体虚乏力,怕冷。

既往史:有糖尿病史 3 年。

过敏史:否认有药物或者食物过敏史。

刻下:患者手部、耳廓部皮疹伴痒痛,纳一般,大便有时不成形,寐浅。

专检:双手多个手指、手背、耳廓部暗红色水肿性斑块。

舌脉:舌质淡而暗,苔白,脉沉细。

中医诊断:冻疮·血虚寒凝证。

西医诊断:冻疮。

治法:温阳益气活血。

内治

方药:当归四逆汤加减。

桂枝 15 g	生甘草 10 g	刺蒺藜 9 g	忍冬藤 30 g
白芍 15 g	通草 10 g	生地黄 15 g	葛根 15 g
细辛 3 g	丹参 30 g	牡丹皮 9 g	丝瓜络 9 g
当归 15 g	鸡血藤 30 g	茯苓 15 g	炙黄芪 15 g
大枣 20 g			

×14 剂,每日 1 剂,水煎分服。

外治

冻疮酊外涂,每日 2 次。

按语:冻疮的病因病机多因寒袭气滞血凝,皮肉不温;或正虚寒乘,气血凝滞,久而不愈;或寒袭肌肤,骤然着热,肉死形损。本例患者身处冬季,气候寒冷,患处麻木冷痛,肿胀结块,肤色暗红,舌质淡而暗,苔白,脉沉细。素有体虚,又经脉受寒,寒邪凝滞,血行不利,阳气不能达于四肢末端,营血不能充盈血脉,遂手足寒郁,脉络瘀阻,而生冻疮。证属血虚寒凝证,治拟温经散寒,养血通脉,以当归四逆汤加减。方中以桂枝汤去生姜,倍大枣,加当

下篇

特色制剂 造福百姓

归、通草、细辛组成。当归甘温,养血和血;桂枝辛温,温经散寒,温通血脉,为君药。细辛温经散寒,助桂枝温通血脉;白芍养血和营,助当归补益营血,共为臣药。通草通经脉,以畅血行;大枣、甘草,益气健脾养血,共为佐药。重用大枣,既合当归、白芍补营血,又防桂枝、细辛燥烈大过,伤及阴血。甘草兼调药性而为使药。全方共奏温经散寒,养血通脉之效。温阳与散寒并用,养血与通脉兼施,温而不燥,补而不滞。

同时,因为冻疮好发于冬季,在临床上还会采用"冬病夏治"中药熏洗的方法进行预防。在暑伏天采用调和营卫、活血通络的中草药(例如桂枝、红花、桑枝、炒白芍、荆芥等)熏洗、浸泡,以起到温通经脉、振奋阳气的作用,冬季能增强皮肤御寒能力,减少冻疮的发生。

冻疮酊主要用于冻疮红肿未溃破阶段。对于部分外用乙醇过敏的患者,可以将桂枝、当归加水煎汁后加基质调成药膏,最后加入白胡椒粉、肉桂粉等制成冻疮膏外涂,亦有效。

冻疮酊中的主药肉桂,性味辛甘大热,归肾、脾、心、肝经,有补火助阳、引火归原、散寒止痛、活血通经的功效。药理研究提示:桂皮醛及肉桂酸钠可引起蛙足蹼膜血管扩张,改善局部血液循环。当归性味甘辛温,具有补血、活血、调经止痛、润肠通便等功能,素有"血中圣药"之称。肉桂与当归同用可增强散瘀活血的疗效。

胡椒为药食两用之品,白胡椒为胡椒红色果实加工所得,性味辛热,归胃、大肠经,具有温中散寒、下气、消痰的功效。内服治疗胃寒呕吐,腹痛泄泻,食欲不振,癫痫痰多。外用可作为刺激剂,促进药物渗透吸收,加快局部血液循环。民间就有将胡椒浸于白酒内,7天后涂于患处治疗冻疮的方法。

樟脑,归心脾经,具有通关窍、利滞气、辟秽浊、杀虫止痒、消肿止痛的功效,外用可治疗寒湿脚气、疥疮顽癣、秃疮、冻疮、臁疮、水火烫伤等。《品汇精要》提到樟脑加香油研敷有治疗汤火疮、定痛的作用。樟脑涂于皮肤时,轻涂则类似薄荷,有清凉感,因其可刺激冷觉感受器,故可止痒;如用力涂擦,容易见皮肤发红,有扩张血管的作用,它还有轻度的局部麻醉作用,因此,外用涂擦樟脑制剂有镇痛、止痒作用。除以上作用外,樟脑还有一定的防腐作用,适合作为外用制剂的添加剂。

古人认为酒可以行药势,使理气行血药物的作用得到较好的发挥,也能使滋补药物补而不滞,例如在膏滋药的加工中黄酒是必备的。在外用药制备中,酒也是常用溶剂,许多中药的有效成分不溶于水,但可溶于乙醇。还因其有较好的扩血管作用,能促进药物的渗透,发挥更好的疗效而制成酊剂。临床上酊剂除用于冻疮外,还用于慢性肥厚性皮损(如慢性湿疹、神经性皮炎、结节性痒疹等)及部分位于头皮部、掌跖部等角质较厚的皮肤疾病等。

冻疮酊以肉桂、当归活血通阳,胡椒、樟脑、乙醇止痒止痛助吸收,共同发挥功效。

十三 生发酊

处方

鲜侧柏叶 4 000 g	当归 300 g	鸡血藤 250 g
党参 300 g	淫羊藿 300 g	75%乙醇 20 000 ml
何首乌 1 000 g	凌霄花 250 g	

处方来源与依据:经验方。

制备工艺:① 鲜侧柏叶用 75%乙醇浸泡 14 日,过滤得液,去渣,制得 20%鲜侧柏叶浸泡液。② 将余药加入鲜侧柏叶浸泡液中,浸泡 7～14 日,过滤去渣备用。

作用与用途:凉血活血,益气生发。适用于斑秃。

用法:用棉签蘸取,外涂患处,每日 1～2 次。

注意事项:对本品任何成分有过敏者,禁止使用。

以下为验案分析。

1. 斑秃(成人)

孙某,男,38 岁。

初诊：2019 年 6 月 13 日。

主诉：后枕部发现片状脱发 2 周。

现病史：患者于 2 周前突然发现后枕部一区域头发缺失。自诉平时身体康健，无脱发，无其他明显不适症状。近日工作繁忙，压力较大，时有心烦意躁，入睡困难，偶有失眠。

既往史：否认有其他疾病史。

过敏史：否认有药物或者食物过敏史。

刻下：后枕部片状脱发，时有心烦，纳可，二便调，夜寐欠安，入睡困难。

专检：后枕部见一处头发缺失，头皮清晰光滑，未见发根，局部亦无瘢痕残留。

舌脉：舌红，苔薄，脉弦细。

中医诊断：油风·肝肾不足证。

西医诊断：斑秃。

治法：疏肝理气，补肾养血。

🏵 内治

方药：自拟方。

川芎 5 g	焦六曲 15 g	当归 9 g	黄精 10 g
苍术 6 g	制何首乌 10 g	炒白芍 10 g	合欢皮 10 g
香附 6 g	升麻 3 g	墨旱莲 15 g	炒麦芽 15 g
焦栀子 10 g	桑叶 10 g	女贞子 15 g	

×14 剂，每日 1 剂，水煎分服。

🏵 外治

生发酊外涂患处，每日 3 次。

二诊：2019 年 6 月 27 日。

主诉：患者自诉脱发处似有新发生长，未见新的斑块状脱发。情绪较前平稳，入睡较前好转，未有失眠。胃纳可，二便调。

专检：后枕部头发缺失处面积未见扩大，头皮光滑，见细小、绒状头发生长。

舌脉：舌质红,苔薄,脉弦细。

中医诊断：油风·肝肾不足证。

西医诊断：斑秃。

治法：疏肝理气,补肾养血。

内治

方药：自拟方。

川芎 5 g	焦六曲 15 g	炒白芍 10 g	黄芪 10 g
苍术 6 g	制何首乌 10 g	熟地黄 10 g	墨旱莲 15 g
香附 6 g	升麻 3 g	茯苓 10 g	女贞子 15 g
焦栀子 10 g	当归 9 g	炒白术 10 g	黄精 10 g

×14 剂,每日 1 剂,水煎分服。

外治同前。

三诊：2019 年 7 月 11 日。

主诉：患者自诉近来情绪平稳,无心烦意躁感,脱发处有黑发生长,未见新的斑块状脱发。胃纳可,二便调。

专检：后枕部头发缺失处面积未见扩大,见黑色细小柔软头发生长,较稀疏。

舌脉：舌质红,苔薄,脉弦细。

中医诊断：油风·肝肾不足证。

西医诊断：斑秃。

治法：疏肝理气,补肾养血。

内治

方药：自拟方。

川芎 5 g	苍术 6 g	焦六曲 15 g	党参 10 g

下篇 特色制剂 造福百姓

黄芪 10 g	山药 10 g	升麻 3 g	黄精 10 g
茯苓 10 g	当归 9 g	炒白芍 10 g	炙甘草 3 g
炒白术 10 g	炒麦芽 15 g		

×14 剂,每日 1 剂,水煎分服。

外治同前。

四诊:2019 年 7 月 25 日。

主诉:患者自诉近来工作压力较大,时有心烦,夜寐较晚,寐尚可。脱发处黑发生长较前增多,未见新的斑片状脱发。胃纳可,二便调。

专检:后枕部见头发缺失处见黑色头发生长,数量较前增多,部分偏细。

舌脉:舌质红,苔薄,脉弦细。

中医诊断:油风·肝肾不足证。

西医诊断:斑秃。

治法:疏肝理气,补肾养血。

内治

方药:自拟方。

川芎 5 g	焦六曲 15 g	炒白芍 10 g	炒白术 10 g
苍术 6 g	山药 15 g	党参 10 g	炙甘草 3 g
香附 6 g	升麻 3 g	茯苓 10 g	黄精 10 g
焦栀子 10 g	当归 9 g		

×14 剂,每日 1 剂,水煎分服。

外治同前。

2. 斑秃(儿童)

朱某,女,12 岁。

初诊:2017 年 5 月 20 日。

主诉：脱发 3 年。

现病史：患者反复脱发已 3 年,此处长出,他处又脱落,或原处再次出现脱落,发病以两鬓为多。经外院实验室检查,未发现明显异常。

既往史：否认有其他疾病史。

过敏史：否认有药物或者食物过敏史。

刻下：两鬓头发斑片状脱落,胃纳可,二便调,夜寐较晚,偶有失眠。

专检：两侧鬓角处片状头发缺失,头皮光滑,少量细发、白发生长。

舌脉：舌红,苔薄白,脉浮。

中医诊断：油风·肝肾不足证。

西医诊断：斑秃。

治法：补益肝肾,养血固发。

内治

方药：自拟方。

川芎 5 g	焦六曲 15 g	山药 15 g	炒白芍 10 g
苍术 6 g	墨旱莲 15 g	黄精 10 g	炒白术 10 g
香附 6 g	女贞子 15 g	当归 9 g	升麻 3 g
焦栀子 10 g			

×14 剂,每日 1 剂,水煎分服。

外治

生发酊搽患处,每日 2 次。

二诊：2017 年 6 月 5 日。

主诉：服药 2 周后头发有脱有生,以额及两鬓脱发为多。夜寐较前提前,未失眠。胃纳可,二便调。

专检：两侧鬓角及额部头发稀疏,发质细软,夹杂白发生长。

舌脉：舌红,苔薄白,脉浮。

中医诊断：油风·肝肾不足证。

西医诊断：斑秃。

治法：补益肝肾，养血固发。

内治

方药：自拟方。

川芎 5 g	焦六曲 15 g	黄精 10 g	炒白术 10 g
苍术 6 g	墨旱莲 15 g	当归 9 g	升麻 3 g
香附 6 g	女贞子 15 g	炒白芍 10 g	柴胡 6 g
焦栀子 10 g	山药 15 g		

×14 剂，每日 1 剂，水煎分服。

外治同前。

按语：斑秃是一种常见的非瘢痕性脱发，主要表现为突然出现的边界清楚的斑片状脱发，脱发区无瘢痕、炎症反应。病因不明，一般认为与精神神经因素、内分泌障碍、自身免疫反应、遗传等相关。属于中医学"油风"范畴，俗称"鬼剃头"。早在隋代《诸病源候论》中就有记载，认为本病因人体头部虚处感受风邪侵犯后出现。《医宗金鉴》进一步加深认识，认为此证因由毛孔开张，邪风乘虚侵袭，以致风盛血燥，不能荣养毛发而发。近代医家认为本病多由过食辛辣肥甘厚味，或情志抑郁化火、损阴耗血、血热生风、风热上窜，毛发失于阴血濡养而突然脱落；或跌仆损伤、瘀血阻络，血不畅达，清窍失养，发脱不生；或久病致气血两虚、肝肾不足，精不化血、血不养发，肌腠失于濡养，发无生长之源，毛根空虚而发落成片。

病例 1 患者在发病前工作繁忙，引起心绪烦躁、睡眠欠佳，偶有失眠，久视伤血劳于肝、久坐伤肉劳于脾，怒伤肝、思伤脾，精血耗伤，肝郁气滞，气血生化乏源，毛发失于濡养而脱落。故治拟疏肝理气，养血填精，方中以越鞠丸为主方，川芎行气活血解血瘀，苍术燥湿运脾解湿郁，香附理气解郁止痛解气郁，焦栀子清热泻火解火郁，焦六曲消食导滞解食郁；墨旱莲、女贞子、何首乌、黄精、山药滋阴补益肝肾；升麻为引经药，引诸药上行头部；当归、炒白芍、熟地黄养血活血；茯苓、炒白术、黄芪、党参健脾益气；桑叶疏散风热，清泄肺肝，配合女贞子、墨旱莲滋补肝肾；合欢皮解郁、和血，宁心；炒麦芽行气消食,健脾开胃,与参、术、芪并用,运化其补益之力,令其补而不滞;炙甘草调和诸药,补中益气。外用生发酊凉血益气生发,滋养毛囊。内外合治,疏肝理气,和血填精,共促新发生长。

病例2患者年幼,"脏腑娇嫩,形气未充""稚阳未充,稚阴未长",肺脾肾三脏常不足,平时课业负担重,夜寐较晚,耗伤精血,修复不足,血虚血热生风,风木摇动,头发反复脱落,血不养神,时有失眠。治拟补益肝肾,养血固发,方中仍以越鞠丸解诸郁,墨旱莲、女贞子、山药、黄精补益肝肾;当归、炒白芍养血活血;炒白术健脾行气;升麻引经;柴胡加强疏肝解郁之力。外用生发酊凉血益气生发,滋养头发毛囊,促进新发生长。

生发酊主攻凉血益气生发,适用于斑秃。方中鲜侧柏叶凉血止血,生发乌发,外用治疗血热脱发,须发早白。《本草择要纲目》中记载侧柏叶汁外涂可以黑润鬓发。鲜品较之干品清热解毒之力更强。制首乌补肝肾,益精血,乌须发,壮筋骨。党参补中益气,健脾益肺。当归补血和血,调经止痛,润燥滑肠。《日华子本草》认为当归可以治一切风、一切血,补一切劳,破恶血,养新血。淫羊藿补肾壮阳,祛风除湿。凌霄花凉血祛瘀。鸡血藤去瘀血,生新血,流利经脉。全方前两味生侧柏叶、何首乌乌发生发。实验室研究表明侧柏叶石油醚提取物对小鼠毛发生长有明显的促进作用,给药前期小鼠毛发生长速度优于米诺地尔组,侧柏叶石油醚高剂量组在第5天已有毛发长出,比米诺地尔组早3天。侧柏叶石油醚提取物中异海松烯醇和红松内酯2种成分可以促进细胞因子血管内皮生长因子和肿瘤坏死因子的分泌,增加毛囊数量,具有促进毛发生长的潜力。何首乌乙醇提取物对酪氨酸酶激活率为99%,高于女贞子、墨旱莲等传统乌发药物。后五味党参、当归、淫羊藿、凌霄、鸡血藤益气养血、活血化瘀,扩张血管,抗血栓,改善头皮部微循环,增加血红蛋白数量,增强机体耐缺氧能力,肥沃生发"土壤"。

生发酊作为本科治疗斑秃的专药,不含任何糖皮质激素,使用方便,治疗过程无痛苦,疗效显著,老少皆宜。中药骨碎补,具有补肾强骨、续伤止痛功效,外用可以通过改善毛囊营养、抑制毛囊进入退行期,治疗斑秃。使用生发酊时,借用骨碎补蘸取外涂患处,可加强生发固发之力。须注意的是,使用骨碎补蘸取药水涂擦患处,以擦到皮肤微红为度,第2次擦前,皮肤颜色要恢复正常。

十四 锌炉洗剂

处方

| 制炉甘石粉 300 g | 甘油 100 ml | 人工牛黄粉 10 g | 75% 乙醇 20 ml |
| 氧化锌粉 100 g | 薄荷脑 10 g | 大黄粉 90 g | 蒸馏水 2 000 ml |

处方来源与依据：经验方。

制备工艺：① 先将薄荷脑研末，加 75% 乙醇充分溶解。② 用 60 目筛将氧化锌粉和制炉甘石粉各筛 1 遍后混匀。③ 将蒸馏水徐徐倒入药粉中，边加水边搅拌，直至水粉混合均匀，无结块。④ 加入甘油，搅拌均匀。⑤ 薄荷脑溶解液加入其中，继续搅拌均匀。⑥ 分装在 60 ml 塑料瓶中备用。⑦ 用 60 目筛将人工牛黄粉与大黄粉各筛过 1 遍，再将其混合后装入玻璃瓶中备用，需避光保存。⑧ 临床运用时现场在装好的药液瓶中加入 10 g 人工牛黄粉和大黄粉的混合粉。

制备工艺中需要注意：① 本制剂中制炉甘石粉和氧化锌易沉淀，而甘油易浮于表面，在装瓶时需 2 人配合默契，一人不停地搅拌药液，一人负责装瓶，保证每瓶药液中的制炉甘石粉和氧化锌粉含量基本一致。② 薄荷脑液遇水后会出现少量结晶，浮于药液表面，在装瓶过程中需将它们用筛子筛除。

作用与用途：清热解毒消肿、收湿敛疮。适用于带状疱疹、水痘、单纯疱疹、虫咬皮炎、湿疹、荨麻疹等。

用法：用前摇匀，每日用消毒棉签擦患处 2～3 次，如有必要可以增加次数，每次涂抹的药液要均匀地覆盖在皮损上。

注意事项：① 对本品任何成分有过敏者，禁止使用。② 慎用于毛发较多的部位，例如头皮、腋下等。③ 本品为洗剂，使用时需根据皮损形态选择使用，如皮肤干燥、肥厚、脱屑者需慎用，可配合润肤剂交替使用。

以下为验案分析。

1. 带状疱疹

殷某,女,50岁。

初诊:2019年4月11日。

主诉:左头面部皮疹伴疼痛5天。

现病史:患者自5天前起自觉左侧头面部阵发性刺痛,继而在左侧面颊出现水疱,局部红肿,有发热史,最高38.5℃,自服退热药,现体温37.5℃。

既往史:否认有其他疾病史。

过敏史:否认有药物或者食物过敏史。

刻下:左头面眼睑部红肿,左侧面颊成簇水疱,有灼热及阵发性刺痛感,伴发热、口腔溃破,纳尚可,溲赤便干,夜寐不安。

专检:左侧面颊、眼睑、口唇上方成簇水疱,基底红肿,疱群间夹杂正常皮肤,沿三叉神经分布走向。

舌脉:舌质红,苔黄腻,脉弦数。

中医诊断:蛇串疮·风毒在表证。

西医诊断:带状疱疹。

治法:疏风清热解毒。

内治

方药:自拟方。

牛蒡子12 g	黄芩12 g	柴胡9 g	桔梗9 g
荆芥9 g	黄连6 g	当归9 g	麻黄6 g
金银花9 g	生石膏30 g	玄参9 g	陈皮9 g
连翘9 g	板蓝根30 g	葛根12 g	甘草6 g

×7帖,每日1剂,水煎分服。

外治

锌炉洗剂外涂,每日2～3次,涂药时避开眼部及口唇。

口腔内溃破处可用锡类散喷剂。

二诊：2019 年 4 月 18 日。

主诉：身热渐平,肿势尽消,水疱干涸结痂,刺痛亦减,但仍有麻木灼热感。口腔内溃疡愈合,纳食欠馨,大便欠畅。

舌脉：舌红,苔薄黄,脉弦数。

中医诊断：蛇串疮·风毒在表证。

西医诊断：带状疱疹。

治法：疏风清热解毒。

内治

方药：自拟方。

紫苏 9 g	连翘 9 g	川芎 9 g	桔梗 9 g
荆芥 9 g	黄芩 12 g	当归 9 g	陈皮 9 g
金银花 9 g	板蓝根 30 g	葛根 12 g	甘草 6 g

×14 帖,每日 1 剂,水煎分服。

外治

锌炉洗剂外涂,每日 2～3 次。

三诊：2019 年 5 月 4 日。

主诉：患者水疱完全结痂,大部分脱痂,疼痛隐作,诸症趋缓,大便转调,胃纳渐增。

医嘱：避免过度疲劳。

2. 荨麻疹

沙某,男,31 岁。

初诊：2020 年 8 月 4 日。

主诉：全身皮疹伴瘙痒反复发作半年。

现病史：患者半年前出现全身皮疹伴剧烈瘙痒,皮疹迅起迅消,24 小时内可自行消退,且消退后不留痕迹。屡经西药治疗,症情反复不已。工作忙碌,有时熬夜。压力大,精神紧张时皮疹发作较频。

既往史：有过敏性鼻炎史。

过敏史：无药物或者食物过敏史。过敏原测试：尘螨（＋）。

刻下：全身皮疹散发，伴瘙痒，纳便可，夜寐浅，多梦。

专检：躯干、四肢散在大小不一红色风团，压之退色，皮肤划痕症（＋）。

舌脉：舌质红，苔薄，脉弦数。

中医诊断：瘾疹•气血失和证。

西医诊断：慢性荨麻疹。

治法：疏肝理气，养血祛风。

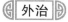【内治】

方药：自拟方。

柴胡 9 g	丹参 20 g	豨莶草 9 g	乌梅 9 g
当归 9 g	香附 9 g	苍耳草 9 g	姜半夏 9 g
白术芍^各 12 g	白鲜皮 15 g	防风 9 g	陈皮 9 g
黄芩 9 g	浮萍草 9 g	紫草 9 g	生甘草 3 g

×14 帖，每日 1 剂，水煎分服。

【外治】

锌炉洗剂外涂，每日 3～4 次。

医嘱：瘙痒时外涂，避免剧烈搔抓刺激，忌动怒、焦虑、紧张，饮食忌海腥发物。

二诊：2020 年 8 月 18 日。

主诉：皮疹发生频次减少，瘙痒减轻，纳可，大便偏稀，夜寐转安，时有梦扰。

专检：躯干、四肢散在少量豌豆大小风团，色淡红，压之退色。

舌脉：舌质红，苔腻，脉弦。

中医诊断：瘾疹•气血失和证。

西医诊断：慢性荨麻疹。

治法：健脾除湿，养血祛风。

内治

方药：自拟方。

苍术 12 g	当归 9 g	合欢皮 9 g	豨莶草 12 g
黄柏 9 g	赤白芍^各 9 g	夜交藤 30 g	白鲜皮 15 g
猪苓 12 g	香附 9 g	浮萍草 9 g	生甘草 6 g
柴胡 9 g	茯神 15 g		

×14 帖，每日 1 剂，水煎分服。

外治

锌炉洗剂外涂，每日 2～3 次。

三诊：2020 年 9 月 1 日。

主诉：近 10 天皮疹未作，纳寐正常。

专检：未见风团皮损，皮肤干燥。

舌脉：舌质偏淡，苔薄白，脉弦。

中医诊断：瘾疹·气血失和证。

西医诊断：慢性荨麻疹。

治法：益气活血，养血祛风。

内治

方药：自拟方。

黄芪 15 g	白蒺藜 12 g	当归 12 g	浮萍 12 g
白术芍^各 12 g	鸡血藤 30 g	赤芍 9 g	炙僵蚕 12 g
防风 9 g	夜交藤 30 g	生地 18 g	生甘草 3 g

×14 帖，每日 1 剂，水煎分服。

按语：病例 1 为带状疱疹，在中医学中属于"蛇串疮"范畴。典型的临床表现为成簇水疱、基底红晕或红肿，疱群间见正常皮肤，单侧发生，沿神经走向分布，自觉灼热刺痛感。皮疹如发生于头面部，轻症者常用牛蒡解肌汤，但本例患者症情严重，疱疹发生于左面颊，上可及眼睑，下至口唇，肿胀灼热,伴发热,属风毒在表证。宜用普济消毒饮,清热解毒、疏散风邪。方中以黄芩、黄连清泻热毒;牛蒡、连翘、柴胡疏散风热;金银花、板蓝根、玄参解头面、咽喉热毒;重用石膏,平诸经之火;加用麻黄引经上达以驱邪。以上方药,分轻重缓急主次,见证用之,疗效可靠。

病例2为荨麻疹,属于中医学中"瘾疹"范畴,因其时隐时现,抓之即起而得名。在病因方面,宋代《三因极一病证方论》提到,内因需察其脏腑虚实,外因则需分寒暑风湿。本例患者素体禀赋不耐,平素情志不畅,肝郁日久,失于条达,风邪内侵,内不得疏泄,外不得透达,气血失和,邪壅腠理,而致发病。故初诊拟疏肝理气,养血祛风之法加以治疗,方中柴胡、香附疏肝理气;苍耳草、浮萍草等皆能入肺达表皮,散风止痒;防风气味俱薄,性浮达表,《神农本草经》中以其"主大风"冠于句首,乃治风必不可少之药;酌加清热凉血之黄芩、紫草通瘀清心,以断风热内炽之后路,更助祛邪止痒之功;当归、白芍养血活血,取"血行风自灭"之意,亦有助止痒之力。药后症情缓解,故当固其本,复诊时以苍术、黄柏、猪苓等调理脾胃、健脾除湿。最后为防其病久耗伤气血,乃拟玉屏风散合消风散加减益气活血、祛风止痒以资巩固。诸方合用,肌腠乃密,则邪侵无机,复发无由。

锌炉洗剂是临床常用药物,可用于多种皮肤疾病。方中炉甘石性味甘平,经煅制后,具有更佳的收湿止痒敛疮、解毒明目退翳作用,可用于治疗湿疮、皮肤瘙痒、溃疡不敛、目赤肿痛、眼缘赤烂、翳膜胬肉等。仅外用治疗,不作内服。《仁斋直指方》中以炉甘石与真蚌粉研粉治阴汗湿痒。炉甘石的主要成分为不溶于水的天然碳酸锌,有防腐、收敛、保护的作用,广泛用于治疗皮肤炎症或表面创伤。药理实验证实其可抑制局部葡萄球菌生长,能部分吸收创面分泌液。临床多加工成水混悬液(洗剂)或油膏。锌炉洗剂在原炉甘石洗剂的基础上,加入氧化锌、人工牛黄、大黄,增强了清热凉血解毒敛湿的功效。

人工牛黄为人工培育的牛黄,其质量及疗效与天然牛黄类似。其性味甘凉,归心、肝经,具有清心,豁痰,开窍,凉肝,息风,解毒的功效。研末撒或调敷外用可治疗痈肿疔疮,咽喉肿痛,口舌生疮等。《圣济总录》中有"牛黄散方",以牛黄用竹沥调匀,沥在口中来治疗小儿鹅口疮。牛黄为牛胆结石,药理实验提示有显著的抗炎、抗菌作用，能抑制二甲苯所致小鼠耳部炎症、小鼠棉球肉芽肿增生；对结核杆菌、四联球菌、金黄色葡萄球菌、奈氏双球菌、链球菌等均有抑制作用，还有提高吞噬功能的作用。

大黄性味苦寒，归脾、胃、大肠、肝、心包经。具有泻热通肠，凉血解毒，逐瘀通经的功效。内服可治实热便秘，积滞腹痛，肠痈腹痛，瘀血经闭，跌打损伤等；外治水火烫伤，化脓性皮肤病，痈肿疮疡等。《妇人良方》中以大黄加粉草外用治疗乳痈。《太平圣惠方》中以大黄与枯矾等分为末外搽治疗口疮糜烂。《卫生宝鉴》中的"如神散"，则以川大黄为末以水调和外搽治疗冻疮皮肤溃烂疼痛。《濒湖集简方》中以生大黄碾粉蜜调来治疗烫伤。现代药理实验证实：大黄的抗菌作用强，抗菌谱广，临床上常用生大黄煎汁漱口、湿敷、洗涤治疗以金黄色葡萄球菌感染为主的口腔内炎症、口唇溃疡、毛囊炎、疖肿等，以大黄碾粉或制成油膏治疗烧伤皮肤红肿或溃破、臁疮等。

锌炉洗剂以大黄、人工牛黄清热解毒凉血，制炉甘石、氧化锌收湿敛疮、消肿止痒，善治临床上多种皮肤疾病，例如带状疱疹、水痘、单纯疱疹、虫咬皮炎、湿疹、荨麻疹等。

十五　白玉膏

处方

制炉甘石粉 15 g　熟石膏 135 g　凡士林 350 g　麻油少许

处方来源与依据：经验方。

制备工艺：① 粉碎机先将熟石膏打成细粉，过 60 目筛，与已过 60 目筛的制炉甘石粉混合、拌匀。② 徐徐加入少量麻油调和，搅拌成稠厚糊状。③ 凡士林加热熔解成液态。④ 将已熔解的凡士林倒入稠膏中，快速搅拌均匀，做到两者充分融合，不留结块。⑤ 冷却成膏，装盒包装，放于阴凉干燥处备用。

制备工艺中需要注意：① 在第 2 步加入麻油调和时，要让熟石膏和制炉甘石混合粉充分吸收麻油，搅拌均匀，呈较稠的糊状，以不见颗粒结块为准,不然在操作第 3 步时会出现石膏结块,影响后续药膏的完成。② 第 2 步是药膏能否制作成功的关键。

作用与用途:清热祛腐,生肌敛疮。适用于带状疱疹继发皮肤溃烂感染、皮肤溃疡、压疮等病。凡皮肤溃烂、渗液、创面色淡红或鲜红,有白色腐肉较浅者也可用。

用法:将软膏平摊于绵纸或纱布上,前者厚约 1 mm,后者厚约 2 mm 备用,所摊药膏要厚薄均匀;用生理盐水清洁创面,将摊好的药膏紧贴于创面上,使创面充分接触药膏,再外覆无菌纱布包扎固定,每日 1 次;若创面分泌物多,渗透纱布,可增加换药次数。

注意事项:对本品任何成分有过敏者禁止使用。

以下为验案分析。

1. 带状疱疹继发皮肤感染

王某,女,63 岁。

初诊:2019 年 5 月 25 日。

主诉:左侧胸背部皮肤溃烂伴皮肤疼痛 10 天。

现病史:患者于 10 天前在无明显诱因下出现左侧胸背部皮肤疼痛,继之出现疱疹,在当地卫生室拟诊"带状疱疹",口服阿昔洛韦片治疗,症状无明显好转。皮肤疼痛日渐加剧,伴疱疹溃烂,流滋水,夜间无法睡眠。患者平素脾气急躁,饮食偏油腻,近 1 周大便 3 日一行,质硬,小便尚正常。

既往史:有糖尿病及高血压史。否认有其他慢性疾病史。

过敏史:否认有药物或者食物过敏史。

刻下:左侧胸背部皮肤溃烂,疼痛,纳可,大便 3 日一行,质硬,小便正常,夜寐不佳。

专检:左侧胸背部见多处皮肤片状溃烂,大小不一,最大约 12 cm × 8 cm,创面基底暗红,渗液明显,四周肿胀明显,有压痛。

舌脉:舌红,苔薄黄腻,脉细数。

中医诊断:蛇串疮·肝经湿热证。

西医诊断：带状疱疹继发皮肤感染。

治法：清热利湿，扶正托毒。

内治

方药：自拟方。

柴胡 6 g	赤芍 10 g	延胡索 6 g	泽泻 15 g
金银花 15 g	川芎 9 g	川楝子 9 g	陈皮 6 g
连翘 10 g	丹参 15 g	土鳖虫 9 g	焦六曲 15 g
忍冬藤 30 g	生黄芪 20 g	车前草 30 g	甘草 6 g
蒲公英 15 g	皂角刺 15 g		

×7 剂，每日 1 剂，水煎分服。

外治

白玉膏外敷，每日 1 次。

二诊：2019 年 6 月 1 日。

主诉：左侧胸背部皮肤疼痛好转，溃烂创面明显缩小，大便通畅，日行 1 次。

专检：左侧胸背部见原多处皮肤溃烂面基本愈合，仅剩一处创面约 5 cm×4 cm，基底肉芽色红新鲜，渗液减少，四周肿胀消退明显，有轻压痛。

舌脉：舌红，苔薄腻，脉细数。

中医诊断：蛇串疮·肝经湿热证。

西医诊断：带状疱疹继发感染。

治法：清热利湿，扶正托毒。

内治

方药：自拟方。

柴胡 6 g	忍冬藤 30 g	川芎 9 g	茯苓 15 g
金银花 15 g	皂角刺 15 g	丹参 15 g	川楝子 9 g
连翘 10 g	赤芍 10 g	生黄芪 20 g	土鳖虫 10 g

| 车前草 30 g | 陈皮 6 g | 焦六曲 15 g | 甘草 6 g |
| 泽泻 15 g | | | |

×7 剂,每日 1 剂,水煎分服。

外治

白玉膏外敷,每日 1 次。

2. 放射性皮肤溃疡

唐某,女,53 岁。

初诊:2020 年 10 月 10 日。

主诉:右颈部皮肤溃烂伴疼痛 2 月。

现病史:患者右乳房恶性肿瘤术后 2 年,术后接受放疗治疗后出现右颈部皮肤干燥紧绷,局部红肿,自行外涂润肤露后有缓解。目前已结束放疗半年,但于 2 个月前在劳作后右颈部原放疗处皮肤出现红肿痒痛,搔抓后即见皮肤破溃、渗液、疼痛。自行外用红霉素软膏治疗,症状无缓解,故来就诊。患者平素容易乏力。

既往史:右乳房恶性肿瘤术后 2 年。否认有其他慢性疾病史。

过敏史:否认有药物或者食物过敏史。

刻下:右颈部皮肤溃烂,疼痛,纳可,二便调,夜寐尚安。

专检:右颈部见一皮肤溃烂,约 6 cm×4 cm,创面基底淡红,少许渗液,四周有肿胀,有压痛。

舌脉:舌红,苔薄,脉细数。

中医诊断:慢性皮肤溃疡·气虚毒恋证。

西医诊断:放射性皮肤溃疡。

治法:扶正解毒,生肌敛疮。

内治

方药:八珍汤加减。

| 太子参 15 g | 茯苓 15 g | 皂角刺 15 g | 赤芍 10 g |
| 生黄芪 20 g | 生白术 10 g | 蒲公英 15 g | 当归 9 g |

| 忍冬藤 30 g | 陈皮 6 g | 焦六曲 15 g | 甘草 6 g |
| 连翘 10 g | | | |

×14 剂，每日 1 剂，水煎分服。

外治

白玉膏外敷，每日 1 次。

按语：病例 1 为带状疱疹，此病在中医学属"蛇串疮"范畴，首见于《诸病源候论》："甑带疮者，绕腰生。此亦风湿搏血气所生，状如甑带，因以为名。"其多发于胸胁部，故又名缠腰火丹，亦称为火带疮、蛇丹、蜘蛛疮等。由于情志内伤，肝气郁结，久而化火，肝经火毒蕴积，夹风邪上窜头面而发；或夹湿邪下注，发于阴部及下肢；火毒炽盛者多发于躯干。年老体弱者常因血虚肝旺、湿热毒蕴，导致气血凝滞、经络阻塞不通，以致疼痛剧烈，病程迁延。因此本病初期以湿热火毒为主，后期是正虚血瘀兼夹湿邪为患。该患者平素脾气急躁，饮食又偏油腻，素体肝经郁热，又复感风湿热邪，故见左侧胸背部疱疹、皮肤疼痛。又因患者年事已高，正气不足，无力排毒外出，故虽在当地卫生室口服阿昔洛韦片治疗，但症状好转不明显；且皮肤疼痛日渐加剧，伴疱疹溃烂，流滋水，夜间无法睡眠。肝经湿热蕴结，故见大便 3 日 1 次，质硬。舌红，苔薄黄腻，脉细数，均为肝经湿热证。内服自拟方以清热利湿、扶正托毒的中药治疗，方中以柴胡为引经药，加延胡索、川楝子以达疏肝理气止痛的目的；金银花、连翘、忍冬藤、蒲公英清热解毒，生黄芪、皂角刺托毒外出，以利生肌；赤芍、川芎、丹参、土鳖虫活血通络止痛，车前草、泽泻清热利湿，陈皮、焦六曲健脾和胃，有助于上药的吸收，并防苦寒行气药伤胃，甘草调和诸药。全方配伍既能解肝经湿热之毒，以治标；又使气血充足，运行通畅，托邪外出，治其本。加之外用白玉膏可清热祛腐，生肌敛疮，使创面在 2 周左右即愈合。

病例 2 是放射性溃疡，古代无放射线，根据病症及病史，类似于中医学"日晒疮"范畴。中医学认为本病多因禀赋不耐、腠理不密，不能耐受日光暴晒，热毒侵袭，灼伤皮肤而致；或因湿热内蕴，又反复日晒，盛夏暑湿与热毒之邪侵袭，与内湿相搏，壅滞于肌肤而出现红斑、水疱、糜烂等病变。该患者有恶性肿瘤术后放疗史，放射线可致皮肤受损、腠理不密，热毒侵袭，灼伤皮肤,故见右颈部原放疗处皮肤再次出现红肿痒痛,自行搔抓后即见皮肤破溃、渗液。又素体亏虚,无力排毒外出,故见乏力,创面愈合困难。舌红,苔薄,脉细数为气虚毒恋之象。治宜扶正解毒,生肌敛疮,内服八珍汤加减以补益气血,加黄芪、皂角刺、连翘、忍冬藤、蒲公英清热排毒,扶正托毒外出。外用白玉膏祛腐生肌敛疮,加快创面愈合。

外用药白玉膏出自《中医外科学》,又名"生肌白玉膏",主治溃疡腐肉已尽,疮口久不收敛者。成型的白玉膏呈乳白色膏状,涂抹于纱布或皮肤上呈现透明的白色,温润如玉,故名白玉膏。方中熟石膏清热解毒敛疮,药理研究证明熟石膏具有消炎敛疮的功效,可通过对炎性因子白细胞介素 1β 的调节释放,抑制白细胞介素 6 炎性介质的升高和前列腺素 E2 的表达降低等,使炎症反应减轻,促进皮肤修复。石膏注射液可降低小鼠毛细血管的通透性,明显提高热板法的痛阈值,抑制醋酸引起的扭体反应发生率,证明其有消炎镇痛作用。制炉甘石清热解毒,收湿敛疮,麻油、凡士林润肤生肌,四者配合可达到清热生肌、润肤敛疮之效。同时麻油、凡士林可预防石膏、炉甘石收湿之过而产生的皮肤干燥开裂。

十六 烫伤乳剂

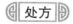

澄清石灰水 30 ml　　　　　　　　麻油 30 ml

处方来源与依据:经验方。

制备工艺:① 生石灰投放入清水里搅浑,令生石灰溶解发生反应,待到反应停止,石灰浆完全沉淀、澄清后,滤去水面上浮衣,取上面清液,即澄清石灰水。② 澄清石灰水与麻油按 1∶1 比例混合,摇匀乳化即得。

制备工艺中需要注意:① 冬季,麻油可稍微多于澄清石灰水,便于乳化。② 本药液适合低温保存。

作用与用途:凉血消肿,润肤生肌,止痛。适用于Ⅰ度烧伤、浅Ⅱ度烧伤,也可用于晒伤皮肤红肿水疱或溃疡初愈,皮肤干燥、脱屑、紧绷时。

用法：用棉签涂于烧伤处,24 小时内每 2 小时 1 次;24～48 小时内每 3 小时 1 次,以后每 4 小时 1 次。

注意事项：① 对本品任何成分有过敏者,禁止使用。② 每次使用时都要将药液摇匀后再用。

以下为验案分析。

1. 浅Ⅱ度烧伤

俞某,女,38 岁。

初诊：2021 年 8 月 13 日。

主诉：右手臂开水烫伤 2 小时。

现病史：患者于 2 小时前不慎被开水烫伤右手臂,红肿疼痛,自行用清水冲洗 10 分钟即停止。后发现右手前臂烫伤处片状红肿、水疱,肿胀疼痛仍有,遂来就诊。

既往史：患者否认糖尿病、高血压病等其他疾病史。

过敏史：否认有药物及食物史过敏史。

刻下：右手前臂红肿、水疱,感疼痛,纳可,二便调,夜寐安。

专检：右手前臂内侧见片状红肿,伴有大小不等水疱,总面积约 2%,未见明显皮肤破损,局部压痛明显。

舌脉：舌红,苔薄,脉细数。

中医诊断：水火烫伤·火毒伤津证。

西医诊断：浅Ⅱ度烧伤。

治法：清热解毒,益气养阴。

内治

方药：银花甘草汤加味。

金银花 15 g	玄参 9 g	连翘 10 g	茯苓 15 g
甘草 6 g	赤芍 10 g	蒲公英 30 g	薏苡仁 15 g
黄芪 10 g	川芎 6 g	皂角刺 15 g	桑枝 15 g

×7 剂,每日 1 剂,水煎分服。

烫伤乳剂用棉签涂于烧伤处,24 小时内每 2 小时 1 次,24～48 小时内每 3 小时 1 次,以后每 4 小时 1 次。

二诊:2021 年 8 月 20 日。

主诉:右手臂烫伤处水疱变暗,较前干瘪,原皮肤无水疱处红肿已消退,疼痛明显好转。

专检:右手臂内侧见水疱变暗,较前干瘪,总面积约 1%,局部触痛不明显。

舌脉:舌红,苔薄,脉细数。

中医诊断:水火烫伤·火毒伤津证。

西医诊断:浅Ⅱ度烧伤。

治法:清热解毒,益气养阴。

内治

方药:银花甘草汤加味。

金银花 15 g	赤芍 10 g	皂角刺 15 g	薏苡仁 15 g
甘草 6 g	川芎 6 g	茯苓 15 g	桑枝 15 g
黄芪 10 g	连翘 10 g		

×7 剂,每日 1 剂,水煎分服。

外治

用棉签涂烫伤乳剂于烧伤处,每 4 小时 1 次。

2. 日晒疮

田某,男,52 岁。

初诊:2020 年 7 月 8 日。

主诉:肩颈部红肿水疱 3 天。

现病史:患者平素喜欢钓鱼,每逢周末即在河边空旷处钓鱼一整天。此次周日钓鱼回家后就自觉肩颈背部皮肤灼热,考虑白天太阳晒所致,自行用冷水冲洗,未曾去医院处理。近 3 天来背部皮肤灼热好转,但肩颈部皮肤未见好转,局部出现红肿、水疱,疼痛加剧,影响夜间睡眠。

既往史:有高血压史,长期服降压药,症情稳定。否认其他慢性疾病史。

过敏史:否认有食物及药物过敏史。

刻下:肩颈部皮肤红肿、水疱,疼痛明显,纳可,大便每日 1 次,质地偏干,小便正常,夜寐不佳。

专检:后侧颈肩部见片状红肿,伴有水疱 4～5 枚,最大约 1.5 cm×2 cm,未见明显皮肤破损,局部压痛明显。

舌脉:舌红,苔薄腻,脉细数。

中医诊断:日晒疮・火毒伤津证。

西医诊断:日晒伤。

治法:清热解毒,益气养阴。

内治

方药:银花甘草汤加味。

金银花 15 g	川芎 6 g	皂角刺 15 g	薏苡仁 15 g
甘草 6 g	玄参 10 g	茯苓 15 g	桑枝 15 g
赤芍 10 g	连翘 10 g		

×7 剂,每日 1 剂,水煎分服。

外治

用棉签涂烫伤乳剂于皮损处,每 4 小时 1 次。

二诊:2020 年 7 月 15 日。

主诉:后侧颈肩部皮肤红肿消退,水疱缩小、减少,灼痛缓解,夜间睡眠好,胃纳可,二便正常。

专检:后侧颈肩部仅见有水疱 1 枚,约 0.5 cm×0.8 cm,干瘪,局部压痛不明显。

舌脉:舌红,苔薄腻,脉细数。

中医诊断：日晒疮·火毒伤津证。

西医诊断：日晒伤。

治法：清热解毒，益气养阴。

内治

方药：银花甘草汤加味。

| 金银花 10 g | 赤芍 10 g | 玄参 10 g | 甘草 6 g |
| 牡丹皮 9 g | 川芎 6 g | 薏苡仁 15 g | |

×7 剂，每日 1 剂，水煎分服。

外治

用棉签涂烫伤乳剂于皮损处，每 4 小时 1 次。

按语：病例 1 为浅Ⅱ度烧伤。患者右手臂为开水所烫伤，导致局部气血凝滞，卫失固护，营失镇守，营阴外渗，出现皮肤红肿疼痛，起水疱。治疗予以清热解毒，益气养阴，以银花甘草汤加味。方中金银花、连翘、皂角刺清热解毒，玄参、甘草清热益气养阴，赤芍、川芎、牡丹皮凉血活血，茯苓、薏苡仁健脾利湿，桑枝解毒通络。外用烫伤乳剂以凉血消肿止痛，润肤生肌敛疮。初期体表肌肤热毒较盛较浅，故需频用烫伤乳剂以散热消肿，有助于烧伤创面尽快愈合。

病例 2 是日晒伤。患者因过度日晒，体表肌肤受热毒伤害，致毒热蕴结肌肤，气血凝滞，经络受阻，卫气受损，肌肤外失固护，营失镇守，阴液外渗，而见皮肤红肿、水疱、疼痛。故予以银花甘草汤加味清热解毒，益气养阴治疗。外用烫伤乳剂以凉血消肿止痛，润肤生肌敛疮。

外用药烫伤乳剂是科室经验方，具有凉血消肿止痛，润肤生肌敛疮作用，适用于Ⅰ度烧伤、浅Ⅱ度烧伤，也可用于晒伤后皮肤红肿水疱或溃疡初愈，皮肤干燥、脱屑、紧绷时。方中的澄清石灰水即氢氧化钙的澄清水溶液，属碱性物质，具有消毒、杀虫、杀菌作用，广泛用于农业、建筑业、园林、医学、食品等各行业，其作为一种安全环保的低成本食品添加剂，至今尚未有替代品。在医学方面更多的是应用于口腔科的治疗，如活髓切断术、根尖诱导成形术、盖髓术、根管密封治疗等。药理实验证实，氢氧化钙具有降解内毒素的作用，此作用随氢氧化钙溶液浓度的提高而增强。烫伤乳剂的氢氧化钙溶液浓度在50%左右，可以持续地发挥降解作用。而且氢氧化钙降解内毒素的作用具有时间依赖性，其接触内毒素时间越长，可以更加有效地水解脂肪酸链，灭活内毒素，即随时间延长降解作用增强。因此烫伤乳剂的使用要求24小时内每2小时1次，24～48小时内每3小时1次，以后每4小时1次，有利于发挥灭活创面内毒素的作用。麻油是家庭烹饪常用品，中医学认为麻油性甘凉，有润肠通便、解毒生肌的作用，外用可止痛消肿、润肤、抗衰老，治疗火烧伤、皮肤皲裂。麻油中含有丰富的不饱和脂肪酸、维生素E、卵磷脂、亚油酸以及钙、磷、铁这样的矿物质成分，除食用营养价值高外，还能促进创面愈合，保护皮肤受损，延缓衰老，保护血管。两者配合可达到抗菌消炎，消肿止痛，促进创面愈合的作用。而且本品制作简单，配方都为日常生活常用物，可作为社区推广项目在社区居民中推广使用。

十七 地榆软膏

处方

生地榆 75 g　　　　　生大黄 75 g　　　　　凡士林 850 g

处方来源与依据：经验方。

制备工艺：① 地榆、大黄研细粉，过80目筛，混匀后备用。② 凡士林加热熔解。③ 将已熔解的凡士林液趁热倒入药粉，搅拌调匀。④ 每 15～20 分钟搅拌 1 次，直至液体成点珠状。⑤ 待自然冷却后装盒，置于阴凉通风处。

制备工艺中需要注意：在操作第 3 步时，必须将液体与药粉充分搅拌均匀，不能留有颗粒状油包粉现象，不然会出现成膏后的药膏中有颗粒物，影响临床使用。

作用与用途：消炎、清火、生皮。适用于Ⅱ度以上的水火烫伤、电灼伤、化学灼伤等。

用法：将软膏平摊于绵纸或纱布上，前者厚约 1 mm，后者厚约 2 mm，备用，所摊药膏要厚薄均匀；用生理盐水清洁创面，将摊好的药膏紧贴于创面上，使创面充分接触药膏，再外覆无菌纱布包扎固定，每日 1 次。

注意事项：① 对本品任何成分有过敏者，禁止使用。② 大面积烧伤不适合用本方。

以下为验案分析。

深Ⅱ度烧伤

张某，男，35 岁。

初诊：2020 年 8 月 12 日。

主诉：右下肢烫伤 3 天。

现病史：患者于前天在停摩托车时右下肢不慎碰到摩托车的热排气管，局部红肿疼痛，当时未引起重视，未曾诊治。于前一日右下肢疼痛加剧，烫伤处皮肤暗红，有水疱，皮肤破损处创面渗液。发病以来无发热头痛呕吐。

既往史：否认有高血压、糖尿病等慢性疾病史。

过敏史：否认有食物及药物过敏史。

刻下：右下肢局部皮肤水疱、破溃，疼痛明显，纳可，二便调，夜寐尚安。

专检：右下肢近内踝上方见水疱、一处 3 cm×4 cm 皮肤破损，创面基底暗红，总面积约 1%，四周皮肤色红、肿胀，局部压痛明显。

舌脉：舌红，苔薄，脉数。

中医诊断：水火烫伤·热盛伤阴证。

西医诊断：深Ⅱ度烧伤。

治法：清热解毒，凉血消肿。

内治

方药：三妙汤合五味消毒饮加减。

| 黄柏 6 g | 薏苡仁 15 g | 连翘 10 g | 车前草 30 g |
| 苍术 6 g | 金银花 10 g | 蒲公英 15 g | 皂角刺 15 g |

| 赤芍 10 g | 丹参 15 g | 川芎 9 g | 甘草 6 g |

×7 剂,每日 1 剂,水煎分服。

外治

地榆软膏外敷,每日 1 次。

二诊:2020 年 8 月 19 日。

主诉:右下肢疼痛明显好转,肿胀减退,创面较前缩小。

专检:右下肢近内踝上方见水疱已结痂,创面 2 cm×3 cm,基底肉芽新鲜,四周红肿减退明显,局部稍有压痛。

舌脉:舌红,苔薄,脉细数。

中医诊断:水火烫伤·热盛伤阴证。

西医诊断:深Ⅱ度烧伤。

治法:清热解毒,托毒生肌。

内治

方药:三妙汤加味。

黄柏 6 g	连翘 10 g	皂角刺 15 g	川芎 9 g
苍术 6 g	车前草 30 g	赤芍 10 g	当归 6 g
薏苡仁 15 g	黄芪 15 g	丹参 15 g	甘草 6 g
金银花 10 g			

×14 剂,每日 1 剂,水煎分服。

外治

地榆软膏外敷,每日 1 次。

按语:烧伤是由于热力(火焰、灼热的气体、液体或固体)、电能、化学物质、放射线等作用于人体而引起的一种急性损伤性疾病,常伤于局部,波及全身,可出现严重的全身性并发症。在古代一般以火烧和汤烫者居多,故又称为水火烫伤、汤泼火伤、火烧疮、汤火疮、火疮等。临床以创面局部红斑、肿胀、疼痛、水疱、渗出、焦痂为主要表现,严重者伴有高热、烦躁不安、口渴喜饮、少尿或无尿,甚则面色苍白、呼吸浅快、神昏谵语,若不及时救治或治疗不当可危及生命。因烧伤热力作用于肌表,损伤皮肤,导致局部气血凝滞、经络阻塞,卫气受损首当其冲,营卫不从,卫失固护,营失镇守,营阴外渗而为水疱、渗出。水疱、渗出过度,加之热邪的灼伤,耗伤阴津;阴伤阳脱而致脱证;火毒内陷,内攻脏腑而致陷证。病久必致脾胃虚和气血虚。

西医学认为,高温可直接造成局部或全身组织细胞损害,使之发生炎症、溃疡、变性、坏死。深度烧伤创面修复愈合可形成大量瘢痕,或出现部分创面经久不愈而形成难愈性溃疡。本患者为热排气管烧伤,未曾及时诊治,致热毒内陷,皮肤溃烂,肢体肿胀疼痛。故用三妙汤合五味消毒饮加减以清热解毒,凉血消肿;1周后红肿减退,创面有新鲜肉芽,为促进创面愈合,故加黄芪、当归托毒生肌。

外用药地榆软膏有消炎、清火、生皮功效。方中地榆苦、酸、涩、微寒,归肝、大肠经,有凉血止血,解毒敛疮功效,是治烧伤之要药。《本草正义》称地榆为凉血之专剂,能止疮患作痛,能除恶肉。《名医别录》谓止脓血、恶疮热疮,可作金疮膏。现代药理研究提示从地榆中提取出的鞣质或市售之鞣酸,对烧伤的疗效均不如地榆粉,提示地榆治疗烧伤的有效成分除了所含鞣质外,尚有其他因素参与。但地榆所含水解型鞣质被身体大量吸收可引起中毒性肝炎,故若伤面积过大,则不宜使用地榆制剂外涂,以防引起肝损害。大黄苦寒,清热泻火、凉血解毒、逐瘀通经。外用清热、消肿块、疗烫伤、治水火烫伤,可单用大黄,或配地榆粉,用麻油调敷患处。《神农本草经》云"下瘀血,血闭寒热,破癥瘕积聚",又曰可"推陈致新"。《日华子本草》谓其能"通宣一切气,调血脉"。本品其性通泄,入血分,调血脉,具有较好的活血祛瘀作用。诸药相合,泻火力强,可迅速消散蕴结于体表肌肤的火热之力,从而达到清热解毒目的。药理研究也证明两药对多种细菌有抑制作用,可预防烧伤创面的继发感染,避免发生脓毒血症。同时地榆可凉血敛疮,大黄可止血活血、通经祛瘀,外用可促进创面愈合。凡士林作为药膏形成的基质,本身也具有滋润、保护皮肤作用,可阻挡空气中的病原微生物对创面的再次损害,从而降低烧伤引起的继发感染。

十八 桃花散

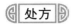 处方

| 轻粉 50 g | 煅石膏 100 g | 广丹 5 g | 冰片 4 g |

处方来源与依据：经验方。

制备工艺：① 先将轻粉、广丹研细至未见轻粉亮星为度。② 煅石膏打粉，过 80 目筛。③ 诸药全部入粉碎机，打粉过 100 目筛即得。

制备工艺中需要注意：冰片最后一味加入粉末中打粉，避免因遇热而粘底。同时打粉时间要短，不超半分钟。

作用与用途：祛腐拔毒。适用于溃疡（创面腐肉不脱，渗液少）、疖、有头疽等有脓出未尽者。

用法：薄薄撒粉于创面有腐肉处，外贴软膏，每日 1 次。

注意事项：① 对本品任何成分有过敏者，禁止使用。② 若腐肉净，即停用。③ 本药对人体组织腐蚀作用较强，若创面腐肉距离骨骼、筋脉近者，注意时刻观察，不可过量或长期运用。④ 本药品属有毒药品，需严格按照毒品管理法规管理和使用。

以下为验案分析。

1. 有头疽

王某，男，52 岁。

初诊：2020 年 10 月 12 日。

主诉：右背部肿块伴疼痛半月。

现病史：患者近半个月来右背部肿块伴疼痛，日渐加剧。曾在外院用头孢西丁等抗感染治疗，但肿块未消，疼痛加剧，夜间为甚，胀痛为主。发病以来无发热头痛。

既往史：有高血压史，长期服用降压药，症情稳定。有糖尿病史，近期血糖控制欠佳。否认其他慢性疾病史。

过敏史：否认有食物及药物过敏史。

刻下：右背部肿块，疼痛明显，呈胀痛，纳可，二便调，夜寐欠安。

专检：右侧背中部近夹脊处见一肿块，约 10 cm×12 cm，色红、高突、肿胀，表面有 2～3 个小脓头，按之有压痛及脓液渗出，脓头四周波动明显，肿块四周皮肤红肿。

舌脉：舌红，苔黄腻，脉细数。

中医诊断：有头疽（中搭手）·湿热蕴阻证。

西医诊断：皮肤痈。

治法：清热解毒，托毒消肿。

内治

方药：仙方活命饮加减。

金银花 10 g	紫花地丁 15 g	赤芍 10 g	薏苡仁 15 g
连翘 10 g	皂角刺 15 g	牡丹皮 10 g	浙贝母 10 g
蒲公英 30 g	天花粉 15 g	当归 9 g	滑石 10 g

×4 剂，每日 1 剂，水煎分服。

外治

第一步：局麻下做"＋"字形切口，行切开排脓，保持脓液流出畅通。

第二步：将桃花散撒粉在引流油纱布上，再外敷黛军软膏，每日 1 次。

二诊：2020 年 10 月 16 日。

主诉：右背部肿块缩小，疼痛有好转。空腹血糖已得到有效控制。

专检：右侧背部中部肿块约 5 cm×6 cm，色暗红，创面约 3 cm×4 cm，基底腐肉已净，色红，压痛仍有，四周红肿消退。

舌脉：舌红，苔黄腻，脉细数。

中医诊断：有头疽（中搭手）·湿热蕴阻证。

西医诊断：皮肤痈。

治法：清热解毒，托毒消肿。

内治

　　方药：仙方活命饮加减。

金银花 10 g	皂角刺 15 g	赤芍 10 g	薏苡仁 15 g
连翘 10 g	天花粉 15 g	牡丹皮 10 g	浙贝母 10 g
蒲公英 30 g	黄芪 15 g	当归 9 g	滑石 10 g
紫花地丁 15 g			

　　　　　　　　　　　　　　×10 剂，每日 1 剂，水煎分服。

外治

　　停用桃花散，改用生肌散撒粉于创面上，再外敷黛军软膏，每日 1 次。

2. 褥疮

　　蒋某，男，78 岁。

　　初诊：2020 年 9 月 12 日。

　　主诉：尾骶部皮肤溃烂 1 月。

　　现病史：患者近 1 个月来尾骶部皮肤溃烂，日渐加剧。患者于 2 个月前因摔倒致右股骨头骨折，拒绝手术治疗，有长期卧床史。

　　既往史：有高血压史，长期服用降压药，症情稳定。有糖尿病史，近期血糖控制欠佳。否认其他慢性疾病史。

　　过敏史：否认有食物及药物过敏史。

　　刻下：尾骶部皮肤溃烂，纳可，二便调，夜寐安。

　　专检：尾骶部见一溃口，约 4 cm×6 cm，色暗黑，边缘有脓液渗出，四周皮肤稍红肿，有压痛。

　　舌脉：舌红，苔薄，脉细数。

　　中医诊断：褥疮·血凝蕴毒证。

　　西医诊断：压疮。

　　治法：补气活血，托毒祛腐。

内治

　　方药：托里消毒散加减。

黄芪 20 g	当归 9 g	蒲公英 30 g	薏苡仁 15 g
党参 9 g	川芎 9 g	皂角刺 15 g	陈皮 6 g
赤芍 10 g	金银花 10 g	生白术 9 g	浙贝母 10 g
牡丹皮 10 g	连翘 10 g	茯苓 15 g	

×7 剂,每日 1 剂,水煎分服。

外治

将桃花散撒于创面腐肉上,再外敷复方长皮膏,每日 1 次。

二诊:2020 年 9 月 19 日。

主诉:尾骶部创面缩小,腐肉已净。

专检:尾骶部见一溃口,约 3 cm×5 cm,基底色淡红,新鲜肉芽较少,四周皮肤红肿消退。

舌脉:舌红,苔薄腻,脉细数。

中医诊断:褥疮・血凝蕴毒证。

西医诊断:压疮。

治法:补气活血,托毒祛腐。

内治

方药:托里消毒散加减。

黄芪 30 g	当归 9 g	皂角刺 15 g	茯苓 15 g
党参 12 g	川芎 9 g	浙贝母 10 g	薏苡仁 15 g
赤芍 10 g	忍冬藤 20 g	生白术 9 g	陈皮 6 g
牡丹皮 10 g	连翘 10 g		

×14 剂,每日 1 剂,水煎分服。

外治

停用桃花散,改用生肌散撒粉于创面上,再外敷复方长皮膏,每日 1 次。

按语:病例 1 是有头疽。疽是气血为毒邪阻滞不通而导致的发于肌肉及筋骨的急、慢性化脓性疾患,可分为无头疽和有头疽。有头疽是发于皮肤、肌肉的急性化脓性疾患，临床初起红肿结块，随即出现粟粒样脓头，灼热、肿痛，脓头相继增多，溃后状似蜂窝，脓肿易向深部及周围扩散，脓液不易畅泄，所以肿块范围较大，直径常在9~12 cm，甚则大逾盈尺，病情严重者还可导致疽毒内陷。有头疽的命名多种多样，生于背部的"背疽"，包括发于背中的"发背"，又分"上发背（脾肚发）""中发背（对心发）""下发背（对脐发）"；发于脊背两侧的"搭手"，又分为"上搭手""中搭手""下搭手"。《诸病源候论》："疽发背者，多发于诸脏俞也，五脏不调则发疽"。本患者有糖尿病史，加之近期血糖控制较差，体虚复感风热火毒之邪侵袭，阳邪易袭阳位，而背为阳，背中由督脉所主，为阳中之阳，因此，外感阳邪最易阻滞该部经脉，致使经络阻隔，气血凝滞，化为火毒，形成发背，故见右背部肿块伴疼痛，日渐加剧。体虚托毒困难，火毒与体内湿邪凝聚，阻滞气血，化为腐肉凝结肌肤，故虽用抗生素抗感染，但肿块仍未消散。舌红，苔黄腻，脉细数为湿热蕴阻之象。治以清热解毒，托毒消肿，方用仙方活命饮加减。外治以切开排脓，引流通畅。桃花散拔毒化腐，黛军软膏清热拔毒消肿。

　　病例2为褥疮。褥疮又名"席疮"，因久着床褥生疮而命名，常见于昏迷、瘫痪、消瘦和高度水肿的患者。本患者外伤导致股骨头骨折，因年事已高，患者及家属拒绝手术治疗，故只能长期卧床养病，久之则气血亏虚，复因受压的部位气血失于流通，不能营养肌肤，引起局部坏死而尾骶部皮肤溃烂。因揉擦磨破染毒，热胜肉腐，故见四周皮肤稍红肿，有压痛。舌红，苔薄，脉细数均为血凝蕴毒之象。治以补气活血，托毒祛腐，内服托里消毒散加减。方中八珍汤补益气血，金银花、连翘、蒲公英清热解毒，黄芪、皂角刺托毒祛邪，薏苡仁、浙贝母利湿散结。外用桃花散祛腐拔脓，复方长皮膏煨脓长肉。

　　外用药桃花散是科室经验方，具有祛腐拔毒作用，适用于溃疡（创面腐肉不脱，渗液少）、疖、有头疽等有脓出未尽者。方中轻粉为水银、白矾、食盐等经升华法制成的氯化亚汞（Hg_2Cl_2）结晶性粉末，性辛寒，有大毒，外用杀虫、攻毒、敛疮。现代药理研究发现，轻粉外用有杀菌作用。但本品毒性甚烈，以外用为主，亦不可过量和持续使用；对药物易于过敏者，应避免使用。石膏生用清热泻火、除烦止渴，煅用收湿生肌，敛疮止血。现代药理研究发现，煅石膏能促进大鼠伤口成纤维细胞和毛细血管的形成，加快肉芽组织增生，从而促进皮肤创口的愈合，而生石膏无生肌作用。广丹，辛、微寒、有毒，外用拔毒生肌、杀虫止痒。本品主含四氧化三铅（Pb_3O_4 或 $2PbO \cdot PbO_2$），现代药理研究发现其能直接杀灭细菌、寄生虫，并有制止黏液分泌的作用。《本草纲目》云："能解热拔毒，长肉去瘀，故治恶疮肿毒，及入膏药，为外科必用之物也。"冰片味辛气香，有清热解毒、生肌敛疮作用。《医林纂要》提到冰片能生肌止痛。现代药理研究发现冰片有抗炎、镇痛、抗细菌、抗真菌及抗病毒作用。本品类似于五五丹，拔毒祛腐力强，故临床外用时需在腐肉净时即停用。同时本药对人体组织腐蚀作用较强，若创面腐肉距离骨骼、筋脉近者，注意时刻观察，不可过量或长期运用。

十九 生肌散（附：无汞生肌散）

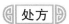 处方

轻粉 15 g　　血竭 15 g　　制炉甘石 100 g　　冰片 6 g

处方来源与依据：经验方。

制备工艺：① 先将轻粉入陶瓷研钵内研细至无亮点为度。② 将血竭、制炉甘石研成粗粉。③ 四味药混合入臼磨机或粉碎机磨细，过 100 目筛即得。

制备工艺中需要注意：冰片最后一味加入粉末中打粉，避免因遇热而粘底。同时打粉时间要短，不超半分钟。

作用与用途：生肌敛疮。适用于不同原因引起的皮肤溃疡，腐肉已尽，新肉渐长时。包括慢性下肢溃疡、各期压疮、外科术后切口感染、窦道、瘘管、各种外伤创面不愈且较深者。

用法：薄薄撒粉于创面上，每日多次；或加外贴软膏，每日 1 次；或用凡士林油膏调成 25% 油膏外敷创面，每日 1 次。

注意事项：对本品任何成分有过敏者，禁止使用。

以下为验案分析。

1. 胆囊术后切口感染

张某,男,46 岁。

初诊:2021 年 5 月 21 日。

主诉:右上腹部术后切口不愈 40 天。

现病史:患者于 40 天前因胆石症,在当地医院行胆囊切除术。术后 1 周拆线,于第 2 天出现切口开裂,由小变大,最后皮肤缝合处均开裂,可见脂肪层。曾在当地医院清创再次缝合,但缝合术 10 天后拆线,仍有切口皮肤开裂,创面日渐增大变深伴疼痛。

既往史:患者否认糖尿病、高血压病等其他疾病史。

过敏史:否认有药物及食物史过敏史。

刻下:右上腹创面疼痛,乏力,口苦,胃纳尚可,大便每日 1 次,质地偏干,小便正常,夜寐安。

专检:右上腹部皮肤见一横向创面,约 5 cm×2 cm×2 cm,创内肉色淡红,上覆盖一层薄薄淡黄色分泌物,基底有少许脂肪粒,未见肌肉层。创周皮肤有僵肿,肤温正常,创面触痛明显。

舌脉:舌红,苔薄黄腻,脉濡。

中医诊断:外伤染毒·气虚毒蕴证。

西医诊断:术后切口感染。

治法:补气活血,托毒生肌。

内治

方药:托里消毒散加减。

黄芪 20 g	当归 9 g	蒲公英 30 g	茯苓 15 g
党参 9 g	川芎 9 g	皂角刺 15 g	薏苡仁 15 g
赤芍 10 g	金银花 10 g	浙贝母 10 g	陈皮 6 g
牡丹皮 10 g	连翘 10 g	生白术 9 g	

×14 剂,每日 1 剂,水煎分服。

外治

生肌散撒粉在创面上,再外敷复方长皮膏,每日 1 次。

二诊:2021 年 6 月 4 日。

主诉:右上腹皮肤创面已缩小,疼痛明显好转,四周僵肿消退,大便通畅。

专检:右上腹部见一横向皮肤创面,约 3 cm×1 cm×1 cm,创内肉色新鲜,基底未见脂肪粒,渗液清明,创面触痛不明显。

舌脉:舌红,苔薄腻,脉濡。

中医诊断:外伤染毒·气虚毒蕴证。

西医诊断:术后切口感染。

治法:补气活血,托毒生肌。

内治

方药:当归黄芪汤加减。

黄芪 30 g	金银花 10 g	牡丹皮 10 g	陈皮 6 g
当归 9 g	蒲公英 15 g	薏苡仁 15 g	生白术 9 g
皂角刺 15 g	赤芍 10 g	茯苓 10 g	甘草 6 g

×14 剂,每日 1 剂,水煎分服。

外治

生肌散撒粉在创面上,再外敷复方长皮膏,每日 1 次。

2. 外伤感染

赵某,男,58 岁。

初诊:2021 年 9 月 22 日。

主诉:右下肢外伤 2 月,创面不敛 1 月余。

现病史:患者于 2 个月前在骑电动车时不慎摔倒,致右下肢肿胀疼痛,当时未曾诊治。于第 3 天发现右下肢原肿胀处疼痛加剧,行走困难。在当地医院 X 线摄片未见骨折,拟诊"皮下血肿",服用活血化瘀药好转不明显,10 天后肿块处出现皮肤红肿,疼痛加剧。当地医院予以切开引流,排出瘀血块,至今1个月余创面仍未愈,故来治疗。

既往史:有高血压史,长期服降压药,症情稳定。否认其他慢性疾病史。

过敏史:否认有食物及药物过敏史。

刻下:右下肢创面红肿、渗液,感疼痛,久站后痛剧,纳可,二便调,夜寐尚安。

专检:右下肢胫侧中段见一溃口,约4 cm×2 cm×1 cm,基底色暗红,渗液暗红浑浊,四周皮肤暗红、肿胀,有压痛。

舌脉:舌红,苔薄腻,脉细数。

中医诊断:外伤染毒·血凝蕴毒证。

西医诊断:外伤感染。

治法:补气活血,托毒祛腐。

内治

方药:托里消毒散加减。

黄芪 20 g	当归 9 g	金银花 10 g	生白术 9 g
赤芍 10 g	黄柏 6 g	连翘 10 g	茯苓 15 g
牡丹皮 10 g	苍术 9 g	蒲公英 30 g	陈皮 6 g
川芎 9 g	薏苡仁 15 g	皂角刺 15 g	

×14 剂,每日 1 剂,水煎分服。

外治

生肌散撒粉于创面上,再外敷复方长皮膏,每日 1 次。

二诊:2021 年 10 月 6 日。

主诉:右下肢创面缩小明显,疼痛好转。

专检:右下肢胫侧中段见一溃口,约2 cm×1.5 cm,基底色鲜红,肉芽新鲜,创面已平,渗液清明,四周无红肿。

舌脉:舌红,苔薄,脉细数。

中医诊断:外伤染毒·血凝蕴毒证。

西医诊断:外伤感染。

治法：补气活血，生肌敛疮。

内治

方药：当归黄芪汤加减。

黄芪 30 g	蒲公英 15 g	薏苡仁 15 g	牛膝 15 g
当归 9 g	赤芍 10 g	茯苓 10 g	陈皮 6 g
皂角刺 15 g	牡丹皮 10 g	生白术 9 g	甘草 6 g
金银花 10 g			

×14 剂，每日 1 剂，水煎分服。

外治

因创面较浅，与四周皮肤基本持平，故停用生肌散，仅外敷复方长皮膏，每日 1 次。

按语：病例 1 为胆囊切除术后的切口感染，因外科手术导致局部皮肤经络受损，气血运行不畅。加之患者术后体虚，湿热之邪乘虚而入，影响切口愈合，而见术后创面全线开裂，这也是术后常见并发症。

病例 2 为外伤血肿感染而见皮肤溃烂。因患者外伤导致下肢筋脉受损，血溢脉外，形成皮下血肿。虽口服活血化瘀药，但血肿消散不明显，反见红肿疼痛加剧，最终瘀血化热成脓，创面久不愈合，均因筋脉受损，复感毒邪，气血运行不畅所致。故治疗早期以托里消毒散加减以补气活血，托毒祛腐；后期创面有新鲜肉芽生长，气血运行好转，予以当归黄芪汤补气活血，生肌敛疮。外用生肌散合复方长皮膏可煨脓长肉，生肌敛疮。

外用药生肌散是科室经验方，具有生肌敛疮作用。方中轻粉为水银剂，由水银、白矾、食盐等经升华法制成的氯化亚汞（Hg_2Cl_2）结晶性粉末。本品辛寒有毒，其性燥烈，外用有较强的攻毒杀虫、生肌敛疮作用。如《外科正宗》生肌玉红膏，治疮疡久溃不敛；《郭氏方》轻粉散，治湿毒流注、疳疮、臁疮等蚀臭腐烂、疼痛难忍者；《医宗金鉴》之青蛤散治皮肤疮疡。《本草正云》："治瘰疬诸疮毒，去腐肉，生新肉。"现代药理研究证实，轻粉外用有杀菌作用。但本品毒性甚烈，以外用为主，亦不可过量和持续使用；对药物易于过敏者,应避免使用。正如《本草图经》有记载:"其气燥烈……若服之过剂及用之失宜,则毒气被逼窜入经络筋骨,莫之能出,变为筋挛骨痛,发为痈肿疳漏,经年累月,遂成废疾。因而夭枉,用者慎之。"血竭甘咸平,归心肝经,有活血化瘀、止血、敛疮生肌的功效,入血分,是伤科要药。《日华子本草》将其用治一切恶疮疥癣,久不愈合者。现代药理研究证实,其具有止血、活血、抗炎、镇痛作用。炉甘石有解毒,明目退翳,收湿止痒,生肌敛疮功效。《御药院方》以本品配龙骨同用,研极细末,干掺患处,谓之平肌散,治诸疮久不敛。煅炉甘石主含氧化锌,现代药理研究证实其具有抑菌、收敛、防腐、保护创面的作用,故外用以煅炉甘石为主。冰片作为透皮促进剂,又有清热解毒、生肌敛疮作用,可引诸药渗透创面,发挥疗效。全方配合,清热消炎,生肌收口力强,临床治疗难愈性创面疗效确切。但本品因含轻粉,不宜长期使用,同时在使用过程中应定期复查患者血常规和肝肾功能。本药一般与科内复方长皮膏一起配合使用,增强疗效,促进创面愈合。

附:无汞生肌散

处方

血竭 20 g 　　　 制炉甘石 100 g 　　　 冰片 4 g

处方来源与依据:经验方。

制备工艺、制备工艺中需要注意、作用与用途、用法及注意事项与生肌散相似。适用于不同原因引起的皮肤溃疡,尤适用于对汞过敏的创面。包括慢性下肢溃疡、各期压疮、外科术后切口感染、各种外伤等。

二十 三青散

处方

黄升 30 g 　　　 熟石膏 90 g 　　　 青黛 5 g

处方来源与依据:经验方。

制备工艺：① 先将青黛、黄升共研细粉。② 再加入熟石膏，研成细粉，过 100 目筛即得。

作用与用途：清热拔毒。适用于各种疮疡，脓腐未脱者。

用法：掺布于创面有脓腐处，或黏附在药线或纱条上插入创口内引流。

注意事项：① 对本品任何成分有过敏者，禁止使用。② 腐肉脱尽即停用。③ 本品对人体组织腐蚀作用较强，若创面腐肉距离骨骼、筋脉近者，注意时刻观察，不可过量或长期运用。④ 本药品属有毒药品，需严格按照毒品管理法规管理和使用。

以下为验案分析。

1. 下肢静脉曲张性溃疡

陈某，男，60 岁。

初诊：2020 年 4 月 14 日。

主诉：左小腿青筋显露 10 年余，皮肤溃疡 7 月余。

现病史：患者有静脉曲张病史 10 余年。7 个多月前，因搔抓导致左小腿内侧皮肤破溃，左小腿肿胀。曾当地医院就诊，予"依沙吖啶纱布""重组牛碱性纤维细胞生长因子"等药物外用及口服抗生素（具体不详）等治疗，伤口未见明显缩小，至今未愈合。

既往史：否认其他疾病史。

过敏史：否认药物或食物过敏史。

刻下：溃疡略疼痛，左小腿感肿胀，下午加重。无恶寒发热，纳可，二便调，夜寐尚安。

专检：左小腿近内踝处见一溃疡创面，大小约 2 cm×4 cm，创面覆盖黄色腐肉，渗出量多、色黄绿，质黏稠。创周皮肤潮红，压痛轻微。左小腿浅静脉显露，皮肤色素沉着呈暗黑色，皮肤硬化，略肿胀。

舌脉：舌红，苔黄腻，脉滑。

中医诊断：臁疮・湿热下注证。

西医诊断：下肢静脉曲张性溃疡。

治法：清热利湿，和营解毒。

内治

方药：二妙丸合五神汤加减。

黄柏 6 g	半枝莲 15 g	川芎 6 g	延胡索 6 g
苍术 6 g	黄芪 10 g	当归尾 10 g	川楝子 10 g
金银花 10 g	桂枝 6 g	赤芍 10 g	茯苓皮 15 g
连翘 10 g	茯苓 10 g	莪术 10 g	甘草 3 g
紫花地丁 15 g	陈皮 6 g		

×7 剂，每日 1 剂，水煎分 2 次温服。

外治

三青散布于创面腐肉上后，再外敷复方长皮膏，每日 1 次。

二诊：2020 年 4 月 21 日。

主诉：创面腐肉脱尽。

专检：左小腿近内踝处溃疡创面大小约 2 cm×4 cm，创面肉芽鲜红，未见腐肉及坏死组织，渗出色淡黄、清稀，量少。创周皮肤稍红，无明显压痛。左小腿浅静脉显露，皮肤色素沉着呈暗黑色，皮肤硬化，肿胀消退。

舌脉：舌红，苔黄腻，脉细。

中医诊断：臁疮·湿热下注证。

西医诊断：下肢静脉曲张性溃疡。

治法：清热利湿，和营解毒。

内治

方药：二妙丸合五神汤加减。

黄柏 6 g	黄芪 10 g	陈皮 6 g	鸡血藤 15 g
苍术 6 g	桂枝 6 g	川芎 6 g	茯苓皮 15 g
忍冬藤 30 g	炒白术 10 g	赤芍 10 g	甘草 3 g
连翘 10 g	茯苓 10 g	莪术 10 g	

×14 剂，每日 1 剂，水煎分 2 次温服。

改用生肌散,掺布于创面上后,再外敷复方长皮膏,每日1次。

2. 糖尿病足

朱某,男,82岁。

初诊:2020年12月20日。

主诉:左足底皮肤破溃2周。

现病史:患者有糖尿病史20余年。2周前,无明显诱因下,患者左足底近第1跖骨远端出现一水疱,自行予"碘伏"外涂,无明显好转。1周前,水疱处出现皮肤溃破,有黄色脓液溢出,疼痛不显,遂来就诊。患者发病以来,无寒战发热。

既往史:有糖尿病史20余年,自诉平素血糖控制尚可。否认其他疾病史。

过敏史:否认药物或食物过敏史。

刻下:左足底局部皮肤破溃、溢脓,疼痛不显,乏力,口干,纳可,二便调,夜寐尚安。

专检:左足底近第1跖骨远端一处溃疡,约1.5 cm×1.5 cm,黑色坏死组织附着坚固,不易清除,黄色脓液溢出,质黏稠。创周皮肤红肿,皮温略高,无明显压痛。左足背动脉搏动较对侧减弱。

舌脉:舌红,苔黄,脉弦细。

中医诊断:脱疽·湿热毒盛证。

西医诊断:糖尿病足。

治法:清热利湿,解毒活血。

内治

方药:四妙勇安汤加减。

金银花10 g	半枝莲15 g	黄芪10 g	陈皮6 g
连翘10 g	黄柏6 g	桂枝6 g	川芎6 g
紫花地丁15 g	苍术6 g	茯苓10 g	当归尾10 g

| 赤芍 10 g | 炒白术 10 g | 茯苓皮 15 g | 甘草 3 g |
| 丹皮 10 g | 太子参 10 g | | |

×14 剂,每日 1 剂,水煎分 2 次温服。

外治

三青散掺布于创面坏死组织上后,再外敷复方长皮膏,每日 1 次。

二诊:2021 年 1 月 3 日。

主诉:创面部分坏死组织脱落,创周红肿消退。

专检:左足底近第 1 跖骨远端一处溃疡,约 1.5 cm×1.5 cm,见鲜红色肉芽,创面附着坏死组织明显减少,质地疏松,容易剥离,渗出减少。创周皮肤红肿明显消退,皮温正常,无明显压痛。左足背动脉搏动较对侧减弱。

舌脉:舌红,苔黄,脉弦细。

中医诊断:脱疽·湿热毒盛证。

西医诊断:糖尿病足。

治法:清热利湿,解毒活血。

内治

方药:四妙勇安汤加减。

金银花 10 g	苍术 6 g	陈皮 6 g	丹皮 10 g
连翘 10 g	黄芪 10 g	川芎 6 g	炒白术 10 g
紫花地丁 15 g	桂枝 6 g	当归尾 10 g	山药 15 g
半枝莲 15 g	茯苓 10 g	赤芍 10 g	甘草 3 g
黄柏 6 g			

×14 剂,每日 1 剂,水煎分 2 次温服。

外治

蚕食疗法清理创面,松动坏死组织后,继用三青散掺布于创面残留坏死组织上,再外敷复方长皮膏,每日 1 次。

待坏死组织脱尽后,改用生肌散掺布于创面上,再外敷复方长皮膏,每日 1 次。

3. 皮脂腺囊肿并感染

陈某,男,20 岁。

初诊:2021 年 10 月 15 日。

主诉:背部结节 3 年,红肿疼痛 1 周。

现病史:3 年前,无明显诱因下,发现背部一结节,无明显自觉症状,未处理。3 年来,背部结节时有发红疼痛,可挤出豆渣样分泌物,外涂"碘伏"后,症状可缓解。1 周前,无明显诱因下,背部结节增大、红肿,感疼痛,外涂"碘伏"后,无明显缓解,且疼痛加重,遂来就诊。患者发病以来,无寒战发热。

既往史:否认其他疾病史。

过敏史:否认药物或食物过敏史。

刻下:患者背部结节红肿灼热,感跳痛,纳可,二便调,夜寐欠佳。

专检:背部正中一结节,约 2 cm×2 cm,边界清楚,与皮肤粘连,活动可,有波动感,压痛(+)。结节顶部色白,中央见一黑色粗大毛孔。结节周围红肿,范围约 5 cm×6 cm,局部皮温升高。

舌脉:舌红,苔黄,脉数。

中医诊断:脂瘤·痰湿化热证。

西医诊断:皮脂腺囊肿并感染。

治法:清热化湿,和营解毒。

内治

方药:五味消毒饮合二陈汤加减。

金银花 10 g	蒲公英 15 g	赤芍 10 g	炒白术 10 g
连翘 10 g	陈皮 6 g	丹皮 10 g	甘草 3 g
紫花地丁 15 g	茯苓 10 g	黄芪 10 g	

×7 剂,每日 1 剂,水煎分 2 次温服。

外治

第一步:局麻下,行中药化腐清创术切开排脓。

第二步：三青散以药线蘸取插入腔内,每日 1 次。

第三步：黛军软膏外敷,每日 1 次。

二诊：2021 年 10 月 22 日。

主诉：红肿明显消退,渗出清稀色白透明,量少。

专检：背部正中见一纵行手术切口,约 1.5 cm,切口下可及一 2.5 cm×2.5 cm 空腔,无脓性分泌物,未见囊壁组织。切口周围皮肤稍红,肤温基本正常。

舌脉：舌红,苔黄,脉数。

中医诊断：脂瘤・痰湿化热证。

西医诊断：皮脂腺囊肿并感染术后。

治法：清热化湿,托毒生肌。

内治

方药：五味消毒饮合四君子汤加减。

金银花 10 g	当归 9 g	炒白术 10 g	山楂 15 g
连翘 10 g	陈皮 6 g	赤芍 10 g	甘草 3 g
黄芪 10 g	茯苓 10 g		

×7 剂,每日 1 剂,水煎分 2 次温服。

外治

黛军软膏外敷,每日 1 次。

按语：病例 1,下肢静脉曲张性溃疡属于中医学"臁疮"范畴。本病的治疗包括抬高患肢、穿戴弹性套袜、清创换药等保守治疗,保守治疗无效时,可选择植皮或皮瓣移植手术、下肢浅静脉剥脱、筋膜下交通支结扎等手术治疗,但总体而言,治愈难度大。中医药治疗臁疮往往内外合治,内治法在辨证论治基础上将臁疮大致分为三型。本例患者,久病筋瘤,筋脉弛缓,加之年老体弱,血行无力,肌肤失养,局部皮肤搔抓后,复感毒邪,生湿化热,血败肉腐,而成溃疡、脓腐,且久不愈合。舌红,苔黄腻,脉滑,为湿热下注之征。

治拟清热利湿,和营解毒。方选二妙丸合五神汤加减。方中黄柏、苍术清热利湿,金银花、连翘、紫花地丁、半枝莲清热解毒,黄芪益气托毒,茯苓、陈皮、茯苓皮利湿消肿,桂枝、川芎、当归尾、赤芍、莪术活血通脉,延胡索、川楝子行气止痛,甘草调和诸药。

病例2,糖尿病足属于中医学"脱疽"范畴,是由于糖尿病引起的下肢动脉病变和局部神经异常所致的足部感染、溃疡和深部组织破坏的一种周围血管疾病。消渴之人阴虚燥热为本,热灼营阴,炼血成瘀,脉络瘀阻,气血不达四末,肢体远端失养,若复染内外邪毒,灼烁皮肉筋骨,而成溃疡、坏疽。本例患者消渴病史多年,加之年迈体弱,脾胃运化无力,湿浊下注而发水疱,破溃染毒,血败肉腐,而发溃疡。舌红,苔黄,脉弦细,为湿热毒盛之象。治拟清热利湿,解毒活血,方选四妙勇安汤加减。方中黄柏、苍术、茯苓皮清热利湿消肿,金银花、连翘、紫花地丁、半枝莲清热解毒,黄芪、太子参益气养阴、托毒生肌,桂枝、川芎、当归尾、赤芍、丹皮活血化瘀通脉,茯苓、炒白术、陈皮健脾和胃化湿,甘草调和诸药。

病例3,皮脂腺囊肿属于中医学"脂瘤"范畴,是皮脂腺中皮脂潴留郁积而形成的囊肿。由于潴留物呈粉状,故又称"粉瘤"。其临床特点是好发于皮脂腺、汗腺丰富的部位,肿块为皮下球状囊肿,边界清楚,中央有粗大毛孔,破溃后有脂质粉渣样物。本病总因各种因素致脾失运化,津聚成痰,痰气郁结,凝滞皮肉之间而成。若调摄不当,使瘤体染毒,痰湿化热,而致局部红肿热痛,直至酿脓。治疗上,未染毒的脂瘤首选手术切除;脂瘤染毒未成脓者,可金黄膏、玉露膏外敷;脂瘤染毒已成脓者,应切开引流,清除皮脂、脓液,腐蚀脂瘤包囊、坏死组织后,再行生肌收口治疗,减少复发。本例患者脂瘤染毒,脓已成熟,当机立断予切开排脓。患者舌红,苔黄,脉数,为痰湿化热之象。治疗在切开排脓后,配合内治清热化湿、和营解毒,以防脂瘤复发或他处又发。选方五味消毒饮合二陈汤加减。方中金银花、连翘、紫花地丁、蒲公英清热解毒,陈皮、茯苓、炒白术健脾化湿除痰,赤芍、丹皮活血化瘀,黄芪益气托毒,甘草调和诸药。

三青散具有清热拔毒、祛腐蚀疮的功效,用于治疗疮疡腐肉未脱者。黄升与红升均为升药,主要药用成分为汞化合物,由水银、白矾与火硝加工而成品,两者物理性质、化学成分、药理作用和临床用法等基本相同,均味辛,性热,有大毒,功能搜脓、拔毒、去腐、生肌,用于治疗一切疮疡肉暗紫黑、创口坚硬、久不收口者。汞化合物有杀菌消毒作用,现代药理研究证实,汞离子能和致病菌呼吸酶中的硫氢基结合,使之固定而失去原有活动力,致使致病菌窒息死亡;汞离子还能与病变组织中的蛋白质反应,生成不溶性蛋白盐沉淀,蛋白质凝固坏死后,逐渐与健康组织分离而脱落,起到"去腐"作用。熟石膏甘、辛、涩、寒,能收湿、生肌、敛疮、止血,外用治疗溃疡不敛、水火烫伤、外伤出血。《本草经解》云:"同银朱末,治金疮不合。"《得配本草》云:"得黄丹,掺疮口不敛(生肌止痛)。"《医宗金鉴》中载用煅石膏与黄灵药制成九一丹以提脓拔毒,生肌长肉。煅石膏外用还有减少渗出的作用。青黛咸、寒,能清热解毒,《本经逢原》云:"与蓝同类,而止血拔毒杀虫之功似胜于蓝。"《本草备要》云其可敷痈疮、蛇犬毒。诸药合用,共奏拔毒蚀疮、祛腐生肌之效。

二十一 金箍消肿软膏

处方

五倍子 40 g   生半夏 20 g   生川乌 20 g   狼毒 20 g

黄柏 20 g   生南星 20 g   生草乌 20 g   甘草 20 g

白芷 40 g

处方来源与依据:《外科正宗》。

制备工艺:① 先将五倍子除去外毛,打碎去除中间杂质。② 以上诸药称准后混合,入粉碎机打成细粉,过 80 目筛。③ 用凡士林调成 30% 软膏即得。

作用与用途:消肿软坚,箍毒。适用于痈疽、痰毒肿块。

用法:药膏摊于绵纸上,清洁皮肤后,敷患处,每日 1 次。

注意事项:对本品任何成分有过敏者,禁止使用。

以下为验案分析。

1. 急性乳腺炎

张某,女,26 岁。

初诊:2021 年 2 月 7 日。

主诉:右乳肿胀 5 天,结块疼痛 2 天。

现病史:产后 6 个月余,母乳喂养。5 天前,因停止哺乳 2 天,患者右侧乳房肿胀、疼痛,无发热,自行给予推拿、热敷后,肿胀疼痛稍有好转,未至医院诊治。此次就诊前 2 天,发现右侧乳房外侧可触及一结块,疼痛剧烈,不可触碰,体温升高,自测 37.8℃,遂来就诊。

既往史:否认其他疾病史。

过敏史:否认药物或食物过敏史。

刻下:右乳肿胀,外侧可及一处结块,红肿,疼痛较剧,饮食一般,二便正常,睡眠欠佳。

专检:双乳哺乳期样变。右乳明显较左乳肿胀,外上象限可及一约 $8\,cm \times 6\,cm$ 肿块,质地稍硬,边界欠清,活动欠佳,无明显波动感,压痛(+)。表面皮肤潮红、灼热。双侧腋窝淋巴结未扪及肿大。

舌脉:舌红,苔薄黄,脉数。

血常规:红细胞 $4.73 \times 10^{12}/L$,白细胞 $11.3 \times 10^9/L$,余正常范围。

中医诊断:乳痈·气滞热壅证。

西医诊断:急性乳腺炎。

治法:疏肝清热,通乳消肿。

内治

方药:瓜蒌牛蒡汤加减。

炒牛蒡子 15 g	蒲公英 15 g	王不留行 15 g	路路通 10 g
全瓜蒌 15 g	当归 15 g	皂角刺 15 g	鹿角胶霜 3 g
柴胡 15 g	浙贝母 10 g	赤芍 15 g	合欢皮 9 g
黄芩 15 g	青皮 6 g	漏芦 15 g	甘草 3 g

×3 剂,每日 1 剂,水煎分 2 次温服。

外治

金箍消肿软膏外敷右乳结块处,每日 1 次。

二诊:2021 年 2 月 10 日。

主诉:右乳肿胀缓解,结块缩小变软,疼痛减轻。

专检:双乳哺乳期样变。双乳基本对称。右乳外上象限肿块明显缩小,约 3 cm×2 cm,质地较前变软,边界欠清,活动欠佳,无明显波动感,压痛(＋)。表面皮肤稍红,肤温基本正常。双侧腋窝淋巴结未扪及肿大。

舌脉:舌红,苔薄黄,脉数。

血常规:白细胞 $9.6×10^9/L$,余正常范围。

中医诊断:乳痈・气滞热壅证。

西医诊断:急性乳腺炎。

治法:疏肝清热,通乳消肿。

内治

方药:瓜蒌牛蒡汤加减。

全瓜蒌 15 g	当归 15 g	皂角刺 15 g	路路通 10 g
柴胡 15 g	浙贝母 10 g	赤芍 15 g	丝瓜络 12 g
黄芩 15 g	青皮 6 g	漏芦 15 g	甘草 3 g
蒲公英 15 g	王不留行 15 g		

×3 剂,每日 1 剂,水煎分 2 次温服。

外治

金箍消肿软膏外敷右乳结块处,每日 1 次。

2. 急性颌下淋巴结炎

张某,女,26 岁。

初诊:2020 年 4 月 8 日。

主诉:右侧颌下结节疼痛半月余。

现病史:半个月余前,因右侧牙龈肿痛,同侧颌下出现 1 个结节,感疼痛,自行服用抗生素与清热泻火类中成药(具体不详)后,牙龈肿痛缓解,但颌下结块不消失,遂来就诊。患者平素无龋齿,常于进食辛辣后出现牙龈肿痛,严重时累及面颊,每次发作即自行服用抗生素及清热泻火类药物,症情可缓解。

既往史:否认其他疾病史。

过敏史:否认药物或食物过敏史。

刻下:右侧颌下结节,感疼痛,转动头部时疼痛加剧。无明显恶寒发热,纳食不佳,小便调,大便不畅,夜寐不佳。

专检:右侧颌下可扪及肿大淋巴结 1 个,大小约 3 cm×4 cm,质地较硬,推之能动,无波动感,压痛(＋)。局部皮色不变。

辅助检查:血常规正常范围。

舌脉:舌红,苔薄腻,脉滑。

中医诊断:颈痈·风热痰毒证。

西医诊断:急性颌下淋巴结炎。

治法:散风清热,化痰消肿。

🔶 内治

方药:仙方活命饮加减。

金银花 10 g	防风 6 g	川芎 6 g	焦六曲 15 g
连翘 10 g	白芷 5 g	陈皮 6 g	合欢皮 9 g
蒲公英 15 g	赤芍 10 g	浙贝母 10 g	甘草 3 g
紫花地丁 15 g	当归尾 15 g	桔梗 3 g	

×7 剂,每日 1 剂,水煎分 2 次温服。

🔶 外治

金箍消肿软膏外敷,每日 1 次。

3. 臀部蜂窝织炎

何某,男,28 岁。

初诊:2019 年 10 月 24 日。

主诉：左臀红肿疼痛反复1个月余。

现病史：1个半月前，因腰痛于外院行针灸治疗（具体不详），双侧臀部均有行针刺，间断治疗半个月后，腰痛好转，但左臀出现红肿疼痛，经外院诊为臀部软组织感染，予头孢类抗生素（具体不详）静滴治疗1周，红肿消退，但局部出现硬结且不消退。1周后，无明显诱因下，左臀硬结处又出现红肿疼痛，自行口服抗生素（具体不详）10天后，红肿疼痛缓解，但硬结仍不消退。此次就诊前3天，无明显诱因下左臀硬结处红肿复起，疼痛，遂来就诊。患者发病以来，无恶寒发热，神志清，精神尚可。

既往史：否认其他疾病史。

过敏史：否认药物或食物过敏史。

刻下：左臀结块，红肿、疼痛，胃纳不佳，二便调，夜寐欠安。

专检：左臀可及1处结块，大小约12 cm×5 cm，质地较硬，边界欠清，活动不佳，无波动感，压痛（＋）。局部皮肤暗红肿胀、灼热。

辅助检查：血常规正常范围。

舌脉：舌红，苔黄腻，脉滑。

中医诊断：臀痈·湿火蕴结证。

西医诊断：臀部蜂窝织炎。

治法：清热解毒，和营化湿。

内治

方药：仙方活命饮加减。

金银花 10 g	白芷 5 g	陈皮 6 g	白芥子 3 g
连翘 10 g	赤芍 10 g	浙贝母 10 g	焦六曲 15 g
蒲公英 15 g	当归尾 15 g	天花粉 15 g	合欢皮 9 g
紫花地丁 15 g	川芎 6 g	栀子 10 g	甘草 3 g
防风 6 g	丹参 15 g		

×14剂，每日1剂，水煎分2次温服。

外治

金箍消肿软膏外敷，每日1次。

二诊：2019 年 11 月 8 日。

主诉：左臀结块缩小,红肿消退,疼痛减轻。

专检：左臀结块缩小,大小约 3 cm×3 cm,质地较硬,边界欠清,活动不佳,无波动感,压痛(＋)。表面肤色稍红,肿胀不显,肤温正常。

辅助检查：血常规正常范围。

舌脉：舌红,苔黄,脉滑。

中医诊断：臀痈·湿火蕴结证。

西医诊断：臀部蜂窝织炎。

治法：清热解毒,和营化湿。

内治

方药：仙方活命饮加减。

金银花 10 g	白芷 5 g	丹参 15 g	白芥子 3 g
连翘 10 g	赤芍 10 g	陈皮 6 g	焦六曲 15 g
蒲公英 15 g	当归尾 15 g	浙贝母 10 g	合欢皮 9 g
紫花地丁 15 g	川芎 6 g	天花粉 15 g	甘草 3 g
防风 6 g			

×14 剂,每日 1 剂,水煎分 2 次温服。

外治

金箍消肿软膏外敷,每日 1 次。

按语：病例 1,急性乳腺炎属于中医学"乳痈"范畴,是乳房的急性化脓性疾病,发生于哺乳期者称"外吹乳痈"。其临床特点是乳房结块,红肿热痛,溃后脓出稠厚,伴恶寒发热等全身症状。西医学认为本病的发生主要是细菌侵入和乳汁郁积共同作用的结果,致病菌以金黄色葡萄球菌为主。中医学认为,肝郁胃热,或夹风热毒邪侵袭,乳汁郁积,乳络闭阻,气血瘀滞,而发乳房红肿热痛或结块;热盛肉腐则酿脓。本病治疗贵在早治,早期的治疗以"通"为大法。本例患者乳汁不通,阻滞乳络,乳汁郁积,气血壅滞化热,终成乳痈。舌红,苔薄黄,脉数,亦为气滞热壅之象。病在早期,治宜疏肝清热,通乳消肿。方用瓜蒌牛蒡汤加减。方中炒牛蒡子、黄芩、蒲公英清热解毒,全瓜蒌、浙贝母、皂角刺散结消肿,柴胡、青皮疏肝理气,当归、赤芍活血止痛,王不留行、漏芦、路路通、鹿角胶霜通络下乳,合欢皮解郁安神,甘草调和诸药。诸药共用,使邪热得清、乳络得通、结块得散。

病例2,急性颌下淋巴结炎属于中医学"颈痈"范畴。颈痈是发生在颈部两侧的急性化脓性疾病,俗名"痰毒",多生于颈部一侧或两侧,也可发生在耳后、下颌、颏下。其临床特点是多见于儿童,冬春易发,初起时局部肿胀、灼热、疼痛而皮色不变,结块边界清楚,具有明显的风温外感症状。本例患者嗜食辛辣,痰热内盛,时值春季,外感风热,夹痰蕴结于少阳、阳明经络,因患牙疳,毒邪循经流窜而诱发颈痈。运用抗生素及寒凉药物后,致气血凝滞,邪毒难除,肿块难消。舌红,苔薄腻,脉滑,乃风热痰毒之象。治拟散风清热,化痰消肿。方用仙方活命饮加减。方中以金银花清热解毒、疏散风热,蒲公英、连翘、紫花地丁清热解毒,防风、白芷疏散外邪,赤芍、当归尾、川芎活血散瘀、消肿止痛,陈皮、浙贝母行气散结消肿,焦六曲和胃消食助运,合欢皮安神助眠,桔梗引药上行,甘草调和诸药。诸药合用共奏清热解毒、疏风散邪、化痰消肿之功。

病例3,臀部蜂窝织炎属于中医学"臀痈"范畴。臀痈是发生于臀部肌肉丰厚处、范围较大的急性化脓性疾病,临床特点是发病急、病位深、范围大、成脓快、腐溃较难、收口缓慢。《医宗金鉴》云:"此证属膀胱经湿热凝结而成,生于臀肉厚处,肿、溃、敛俱迟慢。"本例患者因臀部针刺染毒,湿热火毒搏结于臀部,气血结聚化热,而成痈肿,俗称"针毒结块"。经大量使用抗生素,致使毒邪深陷,气血凝滞,病情反复难愈。舌红,苔黄腻,脉滑,是为湿火蕴结之征象。治以清热解毒,和营化湿。方选仙方活命饮加减。方中金银花、连翘、蒲公英、紫花地丁清热解毒;防风、白芷辛散透邪,托毒外出;赤芍、当归尾、川芎、丹参活血散瘀止痛;浙贝母、天花粉解毒散结;栀子清热利湿,陈皮燥湿行气;白芥子既能去经络之痰,又能利气散结;焦六曲和胃健运,合欢皮安神助眠,甘草调和诸药。全方苦寒与温散合用,既能清热解毒,和营化湿,又能托毒透邪,利气散结,使气血和顺,邪有去路,病情向愈。

中医外科中有一种重要的外治法——箍围法,古称围药法,《医学心悟》

载"围药法","用膏贴顶上,敷药四边围……贴膏处取其出脓,敷药处取其消散,并能箍住根脚,不令展开……然予尝用万全膏,遍敷肿处,连根脚一齐箍住。其中消处自消,溃处自溃,竟收全功"。金箍消肿软膏除了具有消肿软坚的作用外,还具有箍集围聚、收束疮毒的功效,用于痈疽、痰毒肿块。方中五倍子酸、涩、寒,能降火收涩,《普济方》中用五倍子制成独珍膏外贴"治软硬疖,诸热毒疮"。黄柏苦、寒,能清热燥湿,解毒疗疮。《医学入门》云其可治痈疽、发背、乳痈、脐疮。白芷辛、温,能消肿排脓止痛,《卫生易简方》中用香白芷末水调外敷"治肿毒热痛"。生半夏辛、温,生南星苦、辛、温,两者均有毒,功效大同小异,均能燥湿化痰、散结消肿。《肘后备急方》载:用半夏为末,"鸡子白和涂之,水磨敷",治"痈疽妒乳诸毒肿"。《景岳全书》云:天南星"水磨箍蛇虫咬毒,醋调散肿……功同半夏,酌用可也"。《圣济总录》有记载用天南星制成膏药外贴治疗"治头面及皮肤生瘤"。生川乌辛、苦、热,有大毒,生草乌同生川乌,而毒性更强。在明代以前,川乌头与草乌头多统称为乌头。到《本草纲目》才开始区分,云:"乌头有两种:出彰明者即附子之母,今人谓之川乌头是也……其产江左、山南等处者,乃《本经》所列乌头,今人谓之草乌头者是也。"《圣济总录》载有草乌头散"治肿毒痈疽,未溃令内消,已溃令速愈"。《瑞竹堂经验方》载二乌散,以草乌头、川乌头合用,治发背、蜂窝织炎、疔疮、便毒。狼毒苦、辛、平,有毒,能泻水逐饮,破积杀虫,具有较强的软坚散结作用,《增广和剂局方药性总论》载其可治癥瘕。现代药理研究证实,狼毒具有抗肿瘤、抗结核的作用。本方中大部分药物均含毒性,以甘草甘、平,缓解药物毒性、烈性,同时缓急止痛,调和诸药。《名医别录》云其能解百药毒。甘草本身也具有清热解毒的功效,《汤液本草》云可"消五发之疮疽"。诸药合用,既能解毒疗疮、消散痈结,又能防毒外泄、收束疮毒,是消散、箍围之良药。

二十二 黛军软膏

处方

生大黄 1 000 g　　　　　青黛粉 150 g　　　　　凡士林 5 000 g

处方来源与依据：经验方。

制备工艺：① 将生大黄粉碎过 80 目筛,和青黛粉混合均匀,备用。② 文火熔解凡士林成液体。③ 待凡士林液冷却至 50℃ 时投入第 1 步的药粉中,搅拌均匀至薄浆糊状,即得。④ 待软膏完全冷却后装盒,置于通风阴凉处保存备用。

制备工艺中需要注意：① 凡士林油温不宜过高,若过高,则在加入药粉时易产生细小泡沫,可能与油温过热有关。② 药粉和凡士林混合时必须充分搅拌,不留结块,以免影响后续软膏的完成。

作用与用途：清热解毒、拔毒祛腐、抗炎消肿。适用于一切肿疡初期和皮肤溃疡,有红肿腐肉者为佳,包括甲沟炎、褥疮感染伴腐肉、术后切口感染红肿渗液、乳腺炎、外伤继发感染、皮脂腺囊肿感染未溃或已溃等。

用法：将软膏摊于纱布或绵纸上敷贴于患处,每日 1 次。

注意事项：对本品任何成分有过敏者,禁止使用。

以下为验案分析。

1. 甲沟炎

周某,女,52 岁。

初诊：2019 年 4 月 25 日。

主诉：右食指甲沟红肿疼痛反复 3 周余。

现病史：患者近 3 周来,因剪指甲离甲缘过近,又连续洗刷衣物,右食指甲沟出现红肿疼痛,予以红霉素软膏外用后仍发作,有胬肉外翻及少量渗液,日渐加剧,患处不能触摸。否认外伤史。

既往史：否认有其他疾病史。

过敏史：否认有药物或者食物过敏史。

刻下：右食指甲沟红肿,疼痛,纳可,二便调,夜寐安。

专检：右食指内侧甲沟红肿,有胬肉外翻及少量渗液,触之压痛明显。

舌脉：舌质红,苔薄黄,脉数。

中医诊断：蛇眼疔·湿热夹毒证。

西医诊断：甲沟炎。

治法：清热化湿，解毒消肿。

方药：五味消毒饮加减。

金银花 10 g	蒲公英 30 g	陈皮 6 g	桑枝 15 g
野菊花 5 g	白茯苓 15 g	生薏苡仁 15 g	生甘草 3 g

×7 剂，每日 1 剂，水煎分服。

创面消毒，拔除嵌入甲沟内的指甲，黛军软膏外敷患处，每日 1 次。

2. 乳腺炎

谭某，女，28 岁。

初诊：2019 年 10 月 18 日。

主诉：左乳房肿块伴疼痛反复发作 2 月。

现病史：患者为产后哺乳期，近 2 个月来，反复出现左乳房肿块，伴疼痛，排乳不畅，全身发热等症状。在当地医院拟"乳腺炎"，多次予以青霉素补液治疗，症状好转后停药，但肿块未曾完全消退，现仍在哺乳中。

既往史：否认有其他慢性疾病史。

过敏史：否认有药物或者食物过敏史。

刻下：患者左乳房肿块，伴疼痛，如针刺状，夜间睡眠尚可，胃纳可，二便正常。

专检：体温平，神清，双乳对称，左乳内上象限近乳晕处有肿块，约 3 cm×3 cm，触之疼痛，局部皮肤色淡红，肤温偏高，在近乳晕处红肿明显，按之有波动感。

舌脉：舌红，苔薄，脉细数。

中医诊断：外吹乳痈·热毒炽盛证。

西医诊断：乳腺炎。

治法：清热解毒，排脓通络。

内治

方药：瓜蒌牛蒡汤合透脓散加减。

金银花 10 g	皂角刺 15 g	炒白术 10 g	陈皮 6 g
连翘 10 g	瓜蒌子 10 g	白茯苓 10 g	焦六曲 9 g
蒲公英 30 g	当归 10 g	赤芍 10 g	生甘草 3 g
瓜蒌皮 10 g	炒白芍 10 g		

×5 剂,每日 1 剂,水煎服。

外治

局部麻醉后切开排脓,桃花散药线引流,黛军软膏外敷创面,每日 1 次。

二诊：2019 年 10 月 23 日。

主诉：左乳房肿块明显减小,疼痛缓解,创口处脓液日渐减少。

专检：左乳房内上象限肿块减小,近乳晕处见创口,底较浅,挤压后仍有少量脓液夹杂乳汁渗出,按之无明显疼痛,局部皮肤正常。

舌脉：舌质红,苔薄,脉细数。

中医诊断：外吹乳痈·热毒炽盛证。

西医诊断：乳腺炎。

治法：清热解毒,排脓通络。

内治

方药：瓜蒌牛蒡汤合透脓散加减。

金银花 10 g	皂角刺 15 g	川芎 6 g	漏芦 15 g
连翘 10 g	当归 12 g	茯苓 10 g	陈皮 6 g
蒲公英 15 g	炒白芍 10 g	赤芍 10 g	焦六曲 9 g
瓜蒌皮 9 g	炒白术 10 g	路路通 15 g	生甘草 3 g

×7 剂,每日 1 剂,水煎服。

外治

患者创面脓液渗出减少,即停用桃花散药线引流,黛军软膏外敷创面,每日 1 次。

按语：病例1为甲沟炎。甲沟炎是一种累及甲周围皮肤皱襞的炎症反应，表现为急性或慢性化脓性、触痛性和疼痛性甲周组织肿胀，由甲皱襞脓肿引起。当感染变成慢性时，甲基底部出现横嵴，并随着复发出现新嵴。手指受累较脚趾更常见。与中医学记载的"代指""蛇眼疔"相类似。本案因患者平素修剪指甲欠妥当，伤口又反复遇水继发感染，湿邪乘虚而入，久而化热毒，出现甲沟皮肤红肿，未及时处理，日久指甲生长，长入肿胀的甲沟内，继而出现胬肉外翻及渗液，触之疼痛明显，似有针刺。辨证为湿热夹毒证，予以五味消毒饮加减内服清热解毒消肿。方中金银花、野菊花清热解毒散结，金银花入肺胃，可解中上焦之热毒，野菊花入肝经，专清肝胆之火，两药相配，善清气分热结；蒲公英具清热解毒之功，为痈疮疔毒之要药，兼能利水泻湿热。茯苓、陈皮行气健脾，既防清热解毒伤胃之虞，又可促进创面尽早愈合。生薏苡仁具有健脾、清热、利湿的功效。甘草调和诸药。甲沟炎的治疗不仅要治疗红肿的甲沟，更要拔除嵌入甲沟内的指甲去除病因，外敷黛军软膏以清热解毒消肿，内治法与外治法并用以除病之根本。

病例2为乳腺炎。乳腺炎在中医学属"乳痈"范畴，是以乳房红肿疼痛，乳汁排出不畅，以致结脓成痈的急性化脓性病证。多发于产后哺乳的产妇，尤其是初产妇更为多见，俗称奶疮。中医学根据发病时期的不同，又有几种名称：发生于哺乳期者，称外吹乳痈；发生于怀孕期者，名内吹乳痈；在非哺乳期和非怀孕期发生者，名非哺乳期乳痈。本案患者为哺乳期妇女，因排乳不畅、乳汁郁结而致病，虽经西医抗感染治疗，但乳腺导管的排乳不畅未能解决，宿乳壅积，化热酿脓，而成乳痈，出现肿块无法完全消退，疼痛难熬。检查时发现肿块已有脓，故而切开排脓，并用桃花散药线引流，保持脓液流出通畅，待脓液将尽、创口稍内凹时，即停桃花散药线，可外敷黛军软膏直至创面愈合。同时配合中药内服，以清热解毒、托毒排脓、通乳消块，促进创面愈合。方中金银花、连翘、蒲公英、皂角刺清热解毒，托毒排脓；瓜蒌子、瓜蒌皮、路路通、漏芦宽胸行气，清热解毒，通乳消肿块；当归、炒白芍、赤芍、川芎养血凉血活血，以促进创面血液循环，既可排脓外出，又促进伤口愈合；炒白术、茯苓、陈皮、焦六曲行气健脾，既防清热解毒伤胃之虞，又可促进创面尽早愈合；甘草调和诸药。并嘱患者饮食清淡，暂停哺乳，每日自行排空宿乳。

外用药黛军软膏。大黄味苦性寒,归胃、大肠、肝、脾经,具有攻积滞、清湿热、泻火凉血、祛瘀、解毒功效。现代药理研究发现大黄具有很强的抗感染、调节免疫、抗炎、解热作用。青黛性味咸寒,归肝经,具有清热解毒、凉血消斑、泻火定惊的功效,主治温毒发斑、血热吐衄、胸痛咳血、口疮、痄腮、喉痹、小儿惊痫。现代药理研究发现青黛有很强的抗菌作用。两味药联合运用,清热解毒,抗炎消肿作用增强,适用于一切肿疡和溃疡。

二十三 耳疳散

枫泾百年

中医外科验方验法集萃

处方

青黛 6 g	飞月石 9 g	枯矾 30 g	冰片 6 g
黄连 6 g			

处方来源与依据:经验方。

制备工艺:① 将枯矾(明矾)及飞月石分别炒至枯松无结晶为度,打粉过 80 目筛。② 黄连打粉,过 80 目筛。③ 黄连粉与青黛粉均匀混合。④ 将上药粉末与冰片一起再次打粉,过 80 目筛。

制备工艺中需要注意:冰片最后一味加入粉末中打粉,避免因遇热而粘底。同时打粉时间要短,不超半分钟。

作用与用途:清热消肿、解毒敛疮。适用于甲沟炎、脐炎、中耳炎、乳头炎。凡是甲缘、脐部、耳道及乳头部出现皮肤红肿疼痛,渗液均可运用。

用法:用麻油调成薄糊状涂于患处,每日 3 次。

注意事项:① 对本品任何成分有过敏者,禁止使用。② 如肿痛明显,脓性分泌物多则疗效较差,除中耳炎外,建议使用黛军软膏。

以下为验案分析。

1. 甲沟炎

王某,女,52 岁。

初诊：2021 年 6 月 15 日。

主诉：双手多指甲沟红肿疼痛反复 1 月。

现病史：患者近 1 个月来双手多指甲沟红肿疼痛,反复发作,每次浸水时间稍长即出现甲沟红肿疼痛,由 1 个指甲发展至多个指甲甲沟红肿疼痛。

既往史：有高血压史,长期服用降压药,症情稳定。否认其他慢性疾病史。

过敏史：否认有食物及药物过敏史。

刻下：双手多手指甲沟红肿,感疼痛,纳可,二便调,夜寐安。

专检：右拇指、食指、左拇指、无名指甲沟红肿,有压痛,无渗液、无波动,关节活动正常,指甲面高低不平。

舌脉：舌红,苔薄腻,脉细数。

中医诊断：代指·湿热火毒证。

西医诊断：甲沟炎。

治法：泻火清热,解毒消肿。

内治

方药：五味消毒饮加减。

金银花 10 g	紫花地丁 15 g	牡丹皮 10 g	薏苡仁 15 g
连翘 10 g	桑枝 15 g	车前子 15 g	甘草 5 g
蒲公英 15 g	赤芍 10 g		

×7 剂,每日 1 剂,水煎分服。

外治

耳疖散麻油调成薄糊状外涂于患处,每日 3 次。

2. 乳头炎

顾某,女,29 岁。

初诊：2020 年 5 月 12 日。

主诉：左乳头糜烂 2 月。

现病史：患者近 2 个月来在无明显诱因下出现左乳头瘙痒，抓后出现皮疹，渗液，继之糜烂，结痂，反反复复，曾在外院治疗（具体用药不详）好转后又复发。

既往史：否认有其他疾病史。

过敏史：否认有药物或者食物过敏史。

刻下：左乳头糜烂、渗液、结痂，感瘙痒，纳可，二便调，夜寐安。

专检：左乳头见糜烂、渗液、结痂，局部无肿块及压痛。

舌脉：舌红，苔薄，脉浮数。

中医诊断：乳头风·脾虚湿热证。

西医诊断：乳头炎。

治法：疏肝清热，健脾利湿。

内治

方药：自拟方

蒲公英 15 g	柴胡 6 g	川芎 5 g	地肤子 10 g
忍冬藤 15 g	茯苓 10 g	炒白术 10 g	山药 15 g
炒白芍 10 g	陈皮 6 g	白鲜皮 10 g	炙甘草 3 g
当归 9 g			

×14 剂，每日 1 剂，水煎分服。

外治

耳疳散麻油调成薄糊状外涂于患处，每日 3 次。

按语：病例 1 为甲沟炎。甲沟炎是一种趾（指）甲部周围组织的急慢性炎症，与中医学记载的"代指""蛇眼疔"相类似。本患者因手指长期在水中浸泡，甲沟皮肤肿胀，感染水中毒邪，蕴久化热出现红肿疼痛。未曾及时治疗，反复发作，日久见指甲面高低不平。故在治疗时予以中药五味消毒饮清热解毒，外敷耳疳散清热燥湿，消肿敛疮，内服外治以除病之根本。

病例 2 为乳头炎。乳头炎是指发生于乳房部位的，因多种因素引起的一种具有明显渗出倾向的皮肤炎症反应，属中医学"乳头风"范畴。清代高锦庭的《疡科心得集》中记载最详："乳头风，乳头干燥而裂，痛如刀刺，或揩之出血，或流黏水，或结黄脂。此由暴怒抑郁，肝经火邪不能施泄所致，胎前产后俱有之，内服加味逍遥散，外以白芷末乳汁顿热调敷。"多由禀性不耐，风湿热邪客于乳房肌肤而成；或肝经湿热，上蕴乳房；或脾胃虚弱，运化失司，以致易受鱼腥发物、病灶感染、衣物摩擦等因素诱发致病。本患者发病已有2个月，且有反复发作史，平素脾气又急躁，易发火，为肝经火旺。日久伤及脾胃，致脾胃虚弱，运化失司，湿热内蕴，故见左乳头瘙痒、糜烂、渗液、结痂兼有，舌红，苔薄，脉浮数为脾虚肝旺之征象。治以疏肝理气，健脾利湿。自拟方中柴胡、炒白芍、陈皮疏肝理气，忍冬藤、蒲公英清肝经湿热，茯苓、炒白术、山药健脾利湿，白鲜皮、地肤子清热燥湿止痒，当归、川芎养血润肤止痒，炙甘草调和诸药。全方配伍，既清肝经湿热，又治脾胃之虚弱，还用养血之品以祛风燥，防止皮疹退后出现皮肤干燥皲裂。标本兼顾，未雨绸缪，治疗全面。外治耳疳散清热除湿敛疮。

　　耳疳散是科室经验方，在临床已使用 40 余年，疗效显著。方中青黛咸寒，归肝、肺、胃经，有清热解毒、凉血消斑、泻火定惊的功效。《本草求真》云："青黛，大泻肝经实火及散肝经火郁。"黄连清热燥湿、泻火解毒，《珍珠囊》云："其用有六：泻心火，一也；去中焦湿热，二也；诸疮必用，三也；去风湿，四也；治赤眼暴发，五也；止中部见血，六也。"现代药理研究显示青黛、黄连对金黄色葡萄球菌、白色葡萄球菌、炭疽杆菌及皮肤癣菌等均有抑制作用，可有效地防治细菌及真菌的感染。飞月石甘咸凉，归肺胃经，外用清热解毒、消肿止痛。《本草求原》称其"生则化腐，煅枯则生肌"。枯矾性燥急，功收敛，气寒，能燥湿热、敛水湿、杀疥虫、疗顽癣、止瘙痒，外用解毒杀虫、燥湿止痒，为皮肤科常用之品。现代药理研究发现，枯矾可从细胞中吸收水分，使细胞发生脱水收缩，减少腺体分泌，减少炎症渗出物；又可与血清蛋白结合成难溶于水的蛋白化合物而沉淀，使组织或创面干燥，因而起到收敛消炎作用。冰片开窍醒神、清热止痛，其味辛气香，擅走窜肌肤经络，为大通之品，有引诸药入病所之功。全方配伍具有清热解毒，收湿敛疮之效。

下篇　特色制剂　造福百姓

157

二十四 四虎散

处方

生川乌 ┊ 生草乌 ┊ 生南星 ┊ 生半夏

处方来源与依据：经验方。

制备工艺：生川乌、生草乌、生南星、生半夏各等量分别研成细粉再混合，过 80 目筛即得。

作用与用途：温经祛寒，化痰散结。适用于关节病型银屑病、腱鞘炎、腱鞘囊肿。

用法：将四虎散加入适量凡士林调成四虎消肿软膏待用。清洁皮肤后，将药膏摊于绵纸上，外敷患处，每日换 1 次。

注意事项：对本品任何成分有过敏者，禁止使用。

1. 关节病型银屑病

吴某，女，72 岁。

初诊：2019 年 12 月 17 日。

主诉：全身红斑鳞屑 10 年，双膝关节疼痛 3 年。

现病史：10 年前，患者在无明显诱因下出现四肢伸侧散发红斑、鳞屑伴瘙痒，渐及全身，冬重夏轻。当地医院拟"银屑病"，予外用糖皮质激素类药膏后皮疹减轻，停药后加重。3 年前患者出现双侧膝关节疼痛，活动逐渐受限，遇寒冷时加重。当地医院 X 线摄片示：受累关节边缘有轻度肥大性改变，类风湿因子检查阴性，结合患者有银屑病史，拟"关节病型银屑病"。患者为求进一步治疗，遂来就诊。

既往史：高血压病史 20 余年，自诉平素血压控制正常。

过敏史：否认药物或食物过敏史。

刻下：全身散发斑块，覆盖鳞屑，轻微瘙痒，双膝关节疼痛，影响行走，遇冷加重。纳食可，二便调，夜寐不佳。

专检：头皮、躯干、四肢散见肥厚斑块，其上覆盖灰白色鳞屑较厚，刮除鳞屑可见薄膜现象及点状出血。双膝关节无明显肿胀，屈伸不利，髌骨摩擦试验（－），浮髌试验（－）。双下肢肌力Ⅴ级。

辅助检查：血常规、血沉、类风湿因子正常范围。双膝关节 X 线摄片示：双膝关节骨质稀疏，骨小梁结构紊乱，关节腔变窄，关节边缘肥大性改变。

舌脉：舌暗红，有瘀斑，苔白，脉沉细。

中医诊断：白疕·风寒湿痹型。

西医诊断：关节病型银屑病。

治法：温经散寒，祛风活血。

内治

方药：乌头汤合桃红四物汤加减。

熟附片 6 g	延胡索 6 g	合欢皮 9 g	白鲜皮 10 g
桂枝 10 g	黄芪 10 g	首乌藤 15 g	地肤子 10 g
桃仁 10 g	续断 15 g	红花 6 g	防风 6 g
姜黄 6 g	杜仲 20 g	川芎 6 g	炙甘草 6 g
白芍 15 g	狗脊 9 g	当归 15 g	

×14 剂，每日 1 剂，水煎分 2 次温服。

外治

四虎消肿软膏外敷患病关节，每日 1 次。

润肤膏外涂皮损处，每日 2 次。

2. 腱鞘炎

苏某，女，55 岁。

初诊：2021 年 1 月 20 日。

主诉：右拇指掌指关节疼痛 1 月。

现病史：1 个月前，患者因家务劳累后，出现右拇指掌指关节疼痛，活动受限，屈伸时有弹响，外用"红花油"外搽后，疼痛未缓解，遂来就诊。

既往史：否认其他疾病史。

过敏史：否认药物或食物过敏史。

刻下：右拇指掌指关节疼痛,关节屈伸受限。纳可,二便调,夜寐安。

专检：右拇指掌指关节掌侧局部压痛,右手拇指屈伸困难,被动屈伸时出现弹响。其余手指活动正常,皮肤颜色、温度正常。双手关节无畸形,无肌肉萎缩。

舌脉：舌红,苔薄白,脉弦。

中医诊断：筋伤·劳伤筋脉证。

西医诊断：右拇指屈指肌腱腱鞘炎。

治法：补肾舒筋,活血止痛。

内治

方药：独活寄生汤加减。

独活 6 g	黄芪 10 g	伸筋草 15 g	川楝子 10 g
桑寄生 15 g	桂枝 6 g	络石藤 15 g	炒白芍 10 g
续断 10 g	威灵仙 15 g	延胡索 6 g	炙甘草 3 g
狗脊 9 g			

×14 剂,每日 1 剂,水煎分 2 次温服。

外治

四虎消肿软膏外敷患处,每日 1 次。

二诊：2021 年 2 月 3 日。

主诉：右拇指掌指关节疼痛明显减轻。

专检：右拇指掌指关节掌侧压痛轻微,右手拇指活动基本正常,皮肤颜色、温度正常。双手关节无畸形,无肌肉萎缩。

舌脉：舌红,苔薄白,脉弦。

中医诊断：筋伤·劳伤筋脉证。

西医诊断：右拇指屈指肌腱腱鞘炎。

治法：补肾舒筋,活血止痛。

内治

　　方药：独活寄生汤加减。

独活 6 g	黄芪 10 g	络石藤 15 g	炒白芍 10 g
桑寄生 15 g	桂枝 6 g	延胡索 6 g	鸡血藤 15 g
续断 10 g	威灵仙 15 g	川楝子 10 g	炙甘草 3 g
狗脊 9 g	伸筋草 15 g		

　　　　　　　　　　　　×14 剂，每日 1 剂，水煎分 2 次温服。

外治

　　四虎消肿软膏外敷患处，每日 1 次。

3. 腱鞘囊肿

王某，女，35 岁。

初诊：2021 年 4 月 11 日。

主诉：右手腕背部肿物 2 个月，酸胀 2 天。

现病史：2 个月前，因右手提重物时用力不当，右手腕背部出现一肿物。当地医院诊断为"左腕关节腱鞘囊肿"（具体不详），当时无明显自觉症状，未行治疗。2 天前，因右手用力后，出现右手腕背部肿物处酸胀，无明显疼痛，遂来就诊。

既往史：否认其他疾病史。

过敏史：否认药物或食物过敏史。

刻下：右手腕背部局部肿物，感酸胀，纳可，二便调，夜寐安。

专检：右手腕关节背部可及一肿物，大小约 1.5 cm×1.5 cm，略呈圆形，皮色不变，质地较韧，无明显波动感，压痛（－）。左手腕关节活动正常。

舌脉：舌红，苔薄白，脉濡。

中医诊断：筋结·痰湿阻络证。

西医诊断：右腕关节腱鞘囊肿。

治法：祛痰化湿，舒筋散结。

内治

方药：薏苡仁汤加减。

薏苡仁 15 g	黄芪 10 g	野蔷薇根 15 g	络石藤 15 g
苍术 6 g	桂枝 6 g	桑寄生 15 g	鸡血藤 15 g
独活 6 g	威灵仙 15 g	续断 10 g	红花 5 g
秦艽 9 g	连钱草 15 g	伸筋草 15 g	甘草 3 g

×14 剂，每日 1 剂，水煎分 2 次温服。

外治

四虎消肿软膏外敷患处，每日 1 次。

二诊：2021 年 4 月 25 日。

主诉：右手腕背部肿物明显缩小，酸胀缓解。

专检：右手腕关节背部肿物缩小，大小约 0.5 cm×0.5 cm，皮色不变，质地较韧，无明显波动感，压痛（－）。左手腕关节活动正常。

舌脉：舌红，苔薄白，脉濡。

中医诊断：筋结·痰湿阻络证。

西医诊断：右腕关节腱鞘囊肿。

治法：祛痰化湿，舒筋散结。

内治

方药：薏苡仁汤加减。

薏苡仁 15 g	当归 9 g	野蔷薇根 15 g	络石藤 15 g
苍术 6 g	桂枝 6 g	桑寄生 15 g	川芎 6 g
独活 6 g	威灵仙 15 g	续断 10 g	红花 5 g
黄芪 10 g	连钱草 15 g	伸筋草 15 g	甘草 3 g

×14 剂，每日 1 剂，水煎分 2 次温服。

外治

四虎消肿软膏外敷患处，每日 1 次。

按语：病例 1，关节病型银屑病是银屑病的一个特殊类型，除皮损外，还出现关节病变。关节病变可出现在皮损之前、之后，或与皮损同时发生，任何关节均可受累，表现为关节肿胀、疼痛，活动受限，严重时出现关节畸形，呈进行性发展，但类风湿因子常为正常范围。本例患者先出现皮损，后出现关节症状。银屑病相当于中医学"白疕"范畴，而关节病变中医学多认为由风寒湿痹阻而成。其病机属本虚标实。正气不足，腠理空虚，易为风寒湿邪侵袭，痹阻经络骨节，而发本病。本例患者年老体弱，肝肾不足，加之患病日久，卫外不固，外感风寒湿邪为主。风为百病之长，夹寒湿之邪侵袭。寒性凝滞收引，湿性重着，闭塞经络，阻碍气血运行，而引起筋骨、关节疼痛，其痛得热减，遇寒增。舌暗红，有瘀斑，苔白，脉沉细，为风寒湿邪凝滞之象。治疗当以温通为主，温通血脉、活血消斑，故拟温经散寒、祛风活血之法。方选乌头汤合桃红四物汤加减。方中熟附片、桂枝温经散寒，桃仁、红花、川芎、当归、姜黄活血、止痛、消斑，白芍缓急止痛，延胡索行气止痛，黄芪益气活血，续断、杜仲、狗脊祛风湿、补肝肾、强筋骨，合欢皮、首乌藤安神助眠，防风、白鲜皮、地肤子祛风止痒，炙甘草调和诸药。

病例 2，腱鞘炎是腱鞘因机械性摩擦引起的慢性无菌性炎症，以疼痛、功能障碍为主要临床表现。因拇指活动最频繁，故拇指屈指肌腱腱鞘炎在临床上非常多见。中医学中，筋为筋络、筋膜、筋腱等的总称，相当于西医学的肌肉、肌腱、筋膜、韧带等组织。拇指屈指肌腱腱鞘炎属于中医学"筋伤"范畴。本例患者年过半百，肝肾日渐亏虚，精血不足，筋骨失养；加之过度劳作，筋脉受损，局部气血凝滞，发为本病。舌红，苔薄白，脉弦，为劳伤筋脉之象。治拟补肾舒筋，活血止痛。方用独活寄生汤加减。方中独活、桑寄生、续断、狗脊补肝肾、强筋骨，黄芪、桂枝益气通脉，威灵仙、伸筋草、络石藤通络舒筋止痛，延胡索、川楝子行气止痛，炒白芍、炙甘草缓急止痛，炙甘草调和诸药。

病例 3，腱鞘囊肿是发生在腱鞘或关节囊附近的囊肿，囊肿壁的外层由纤维组织组成，内层由白色光滑的内皮覆盖，囊肿内有浓稠黏液样物质。腱鞘囊肿表现为体表隆起的一种光滑、柔软、良性的肿块，一般无自觉症状，偶有轻度酸胀或酸痛感，严重时可造成一定程度的功能障碍。腱鞘囊肿属于中医学"筋结"范畴。本例患者反复持重，筋脉受损，局部气血运行不畅，津液停滞，凝聚成痰，痰湿有形之邪结聚，而成局部肿物；气血不畅，经络阻滞，局部筋脉失养，而感酸胀不适。舌红，苔薄白，脉濡，为痰湿阻络之征。治拟祛痰化湿，舒筋散结。方选薏苡仁汤加减。方中薏苡仁、苍术、连钱草祛湿化痰，独活、秦艽、威灵仙除湿通络，黄芪益气通络，桂枝、野蔷薇根、络石藤、鸡血藤、红花活血通络，桑寄生、续断补肝肾、强筋骨，甘草调和诸药。

四虎散具有温经祛寒、散结化瘀的功效，用于治疗病性属阴证的关节痛或体表肿块。方中生川乌辛、苦、热，有大毒，能祛风除湿、温经止痛，《本经逢原》云："主中风、恶风、半身不遂、风寒湿痹、心腹冷痛、肩髀痛不可俯仰，及阴疽久不溃者，溃久疮寒歹肉不敛者。"川乌是毛茛科植物乌头的干燥母根，根为团块状，侧根就是附子；草乌是毛茛科植物北乌头的干燥块根，根为长块状，没有附子。两者性味、归经、功效、主治相同，只是生草乌毒性更强。《本草纲目》乌头篇中引杨清叟曰："凡风寒湿痹、骨内冷痛，及损伤入骨、年久发痛，或一切阴疽肿毒，并宜草乌头、南星等分，少加肉桂为末，姜汁热酒调涂。未破者能内消，久溃者能去黑烂。二药性味辛烈，能破恶块，逐寒热，遇冷即消，遇热即溃。"天南星苦、辛、温，有毒，能燥湿化痰祛风，散结消肿，《本草备要》云："味辛而苦，能治风散血；气温而燥，能胜湿除痰；性紧而毒，能攻积拔肿，补肝风虚（凡味辛而散者，皆能补肝，木喜条达故也），为肝、脾、肺三经之药。"《本草从新》云其可治结核、疝瘕、痈毒、疥癣。生半夏辛、温，有毒，能燥湿化痰、消痞散结，《名医别录》云其可消痈肿。《验方新编》载：以南星、半夏、草乌、猪脑髓等分捣烂外敷，可治"痈疽肿硬如牛皮"。全方诸药辛烈开泄，能攻冲散结、温通行血、消肿止痛，可治一切阴证肿疡以及阴邪留客之痹病。

参考文献

一 古代著作

[1]　战国·佚名《黄帝内经》

[2]　隋·巢元方《诸病源候论》

[3]　晋·葛洪《肘后备急方》

[4]　唐·孙思邈《备急千金要方》

[5]　唐·苏敬《新修本草》

[6]　唐·王焘《外台秘要》

[7]　五代·日华子《日华子本草》

[8]　宋·刘翰《开宝本草》

[9]　元·罗天益《卫生宝鉴》

[10]　元·朱震亨《丹溪心法》

[11]　元·王好古《汤液本草》

[12]　明·薛己《疬疡机要》

[13]　明·申斗垣《外科启玄》

[14]　明·王肯堂《证治准绳》

[15]　明·李时珍《本草纲目》

[16]　明·李中梓《雷公炮制药性解》

[17]　明·缪希雍《本草经疏》

[18]　清·汪昂《本草备要》

[19]　清·祁坤《外科大成》

[20]　清·顾世澄《疡医大全》

[21]　清·吴谦《外科心法要诀》

[22]　清·张德裕《本草正义》

[23]　清·赵学敏《纲目拾遗》

二 现代著作

［1］ 徐小云.外科临证心悟——徐小云中医外科临证验案精华［M］.北京：人民卫生出版社，2019.

［2］ 马绍尧.马绍尧治疗皮肤病临证经验医案集要［M］.北京：科学出版社，2014.

［3］ 胡全林，徐小云.王彬容中医外科经验集［M］.上海：上海科学技术出版社，2016.

［4］ 邓丙戌.皮肤病中医外治方剂学［M］.北京：中国中医药出版社，2016.

［5］ 谭新华，陆德铭.中医外科学［M］.北京：人民卫生出版社，1999.

［6］ 赵辨.中国临床皮肤病学［M］.2版.南京：江苏凤凰科学技术出版社，2017.

［7］ 南京中医药大学编.中药大辞典［M］.2版.上海：上海科学技术出版社，2006.

［8］ 陈红风.中医外科学［M］.北京：中国中医药出版社，2016.

三 现代期刊

［1］ 张金华.耳疳油剂治疗小儿化脓性中耳炎 500 例［J］.上海中医药杂志，1996，10（16）：28.

［2］ 肖东.红玉散合复方长皮膏治疗早期手外伤［J］.中医外治杂志，2002，11（2）：16.

［3］ 张金华.消痈汤治疗乳痈 37 例［J］.河南中医，2003，23（12）：29.

［4］ 张金华.紫归油膏合四物消风饮内外合治唇风 65 例［J］.上海中医药杂志，2004，38（8）：31 - 32.

［5］ 张金华，张喜军.自拟生发汤合生发酊治疗斑秃 47 例［J］.中医外治杂志，2004，13（5）：6.

［6］ 张金华.立马回疗丹外用治验有头疽 2 则［J］.河南中医，2005，25（6）：73 - 74.

［7］ 盛平卫，肖东.徐小云运用消风散治疗皮肤病经验举隅［J］.浙江中医杂志，2006，41（11）：636 - 637.

［8］ 张喜军，肖东.复方长皮膏合补阳还五汤加味治疗糖尿病足 25 例［J］.中医外治杂志，2007，16（1）：1.

［9］ 肖东.复方长皮膏合中药内服治疗下肢溃疡 125 例［J］.中医外治杂志，2007，16（5）：16 - 17.

［10］ 陈红根，肖东.中药治疗慢性湿疹 72 例疗效观察［J］.中国社区医师，2007，23（329）：35.

［11］ 张金华.复方长皮膏外用治愈乳房岩性溃疡 1 例［J］.中医外治杂志，2008，17（5）：28.

　[12]　张金华,诸婧.中药内服合自制制剂外敷治疗臁疮30例[J].中国医药指南,2008,6(24):251-253.

　[13]　张金华."蒲公英消痈汤"合金箍软膏治疗早期乳痈60例[J].中国医药指南,2009,7(4):131-132.

　[14]　肖东.辨证分型内服外敷联合西药治疗糖尿病足28例[J].中医临床研究,2011,3(12):60-61.

　[15]　张金华,诸婧.自制中药制剂治疗下肢慢性溃疡45例疗效分析[J].社区中医药,2011,23(13):192-193.

　[16]　张金华,诸婧.中西医结合配合穿刺治疗成脓期乳痈疗效的观察[J].求医问药(下半月刊),2012,10(3):244.

　[17]　张金华,金彩凤.自拟"消疬散结汤"合皮硝外敷治疗乳疬35例[J].中医外治杂志,2012,21(2):33.

　[18]　诸婧.当归补血汤治疗糖尿病性足部溃疡46例疗效观察分析[J].医学信息,2013,26(7):90.

　[19]　盛平卫,徐小云(指导).徐小云治疗下肢溃疡经验[J].浙江中医杂志,2016,51(11):808-809.

　[20]　盛平卫,陈红根.徐小云运用除湿浸泡方治疗足部皮疹经验[J].中医外治杂志,2016,25(5):61-62.

　[21]　盛平卫,陈红根,诸婧.复方长皮膏在外科中的应用[J].河南中医,2018,38(2):309-312.

　[22]　余杨,盛平卫,张喜军.徐小云运用芷柏扑粉验案2则[J].中国继续医学教育,2018,10(28):148-149.

　[23]　陈莲娟,盛平卫.中药敷贴治疗乳腺增生肝郁痰凝证的临床研究[J].中国医师杂志,2018,20(9):1380-1382.

　[24]　盛平卫,诸婧,陈丽芬.疱疹1号方合复方炉甘石洗剂治疗早期带状疱疹临床观察[J].中国社区医师,2019,34(34):97-101.

　[25]　盛平卫,徐小云,俞琴.枇杷当归饮加减合牛黄洗剂治疗酒糟鼻35例临床观察[J].湖南中医杂志,2019,35(5):7-10.

　[26]　盛平卫,张喜军,徐小云(指导).早期带状疱疹从风毒蕴表论治体会[J].实用中医药杂志,2019,35(8):1032-1033.

　[27]　盛平卫,杨坚,吴仕旺,等.枫泾中医外科——外科学的小行星[J].中医文献杂志,2022,40(2):85-88.

　[28]　盛平卫,陈婕妤,诸婧,等.白玉膏合五黑散治疗小儿尿布疹的临床观察[J].河南中医,2022,42(6):928-930.